Vishwajit Lokhande
Kiran Keswani
Pradeep Shetty

Microcirurgia endodôntica

Vishwajit Lokhande
Kiran Keswani
Pradeep Shetty

Microcirurgia endodôntica

Conceitos e práticas da cirurgia endodôntica moderna

ScienciaScripts

Imprint

Any brand names and product names mentioned in this book are subject to trademark, brand or patent protection and are trademarks or registered trademarks of their respective holders. The use of brand names, product names, common names, trade names, product descriptions etc. even without a particular marking in this work is in no way to be construed to mean that such names may be regarded as unrestricted in respect of trademark and brand protection legislation and could thus be used by anyone.

Cover image: www.ingimage.com

This book is a translation from the original published under ISBN 978-620-8-00960-1.

Publisher:
Sciencia Scripts
is a trademark of
Dodo Books Indian Ocean Ltd. and OmniScriptum S.R.L publishing group

120 High Road, East Finchley, London, N2 9ED, United Kingdom
Str. Armeneasca 28/1, office 1, Chisinau MD-2012, Republic of Moldova, Europe
Printed at: see last page
ISBN: 978-620-8-07631-3

Índice

ABREVAÇÕES

REF - Root End Filling

RCS - Root canal sealer

MTA - Mineral Trioxide aggregate

CBCT - Cone Beam Computed Tomography

HA - Hydoxyapatite

SuperEBA - Super Ethoxybenzoic Acid

ZOE- Zinc Oxide Eugenol

GTR- Guided Tissue Regeneration

GBR- Guided Bone Regeneration

MS- Maxillary Sinus

EAS -Endo Antral Syndrome

OAC- Oro Antral Communication

OAF -Oro Antral Fistula

TERMINOLOGIA

MAGNIFICAÇÃO - A ampliação de uma imagem é um valor relativo e tem a ver com o tamanho da imagem projectada na retina do olho. A ampliação de uma imagem é aumentada pela simples diminuição da distância entre o olho e o objeto em questão.

FOCO - É o ponto em que os raios de luz inicialmente colimados se encontram depois de passarem por uma lente convexa ou de se reflectirem num espelho côncavo. É também designado por ponto focal. A potência ótica é o inverso da distância focal de uma lente.

PARFOCAL - "com a mesma focagem em toda a gama de ampliações.

DISTÂNCIA DE TRABALHO - A distância entre a lente objetiva do microscópio e o ponto de focagem do sistema ótico, sendo este valor fixo e totalmente dependente da distância focal escolhida para a lente objetiva. A distância deve ser suficiente para colocar as mãos e os instrumentos confortavelmente entre o microscópio e a área de trabalho.

PROFUNDIDADE DE CAMPO OU PROFUNDIDADE DE FOCO - Estes termos referem-se à área à frente e atrás do ponto de focagem ótica perfeita, onde é mantida uma focagem nítida.

RESOLUÇÃO - A capacidade de distinguir entre dois objectos brilhantes posicionados de perto. Este termo ótico, dito de forma simples, é a qualidade de uma lente (prisma ou espelho) que lhe permite fornecer uma imagem perfeitamente nítida no local pretendido.

Distância de trabalho - A distância medida entre o olho do dentista e o campo de tratamento que está a ser visualizado.

Profundidade de campo - A distância entre os objectos mais próximos e os mais afastados que aparecem com uma nitidez aceitável.

Ângulo de convergência - O alinhamento de duas oculares de modo a que apontem para a mesma distância e ângulo em relação ao objeto ou campo de tratamento.

Campo de visão - A área que é visível através da ampliação ótica.

Ângulo de visualização - A posição angular da ótica que permite uma posição de visualização confortável para o operador

Dioptria-Uma dioptria (D) significa que um raio de luz que seria focado no infinito seria agora focado a 1 metro (100 cm ou 40 polegadas).

Microcirurgia - Procedimento cirúrgico em estruturas excecionalmente pequenas e complexas com um microscópio operatório. Este instrumento permite ao cirurgião avaliar com maior exatidão as alterações patológicas e tratar as lesões patológicas com a maior precisão, minimizando assim os danos nos tecidos durante a cirurgia.

Hemostase -Imperativo na microcirurgia endodôntica para uma melhor visualização, um bom ambiente para a colocação de material de obturação retrógrado e um procedimento cirúrgico mais eficiente com menos sangue

INTRODUÇÃO

A cirurgia endodôntica é uma faceta do tratamento abrangente do canal radicular, que pode gerir problemas que não podem ser eliminados por técnicas não cirúrgicas. O desejo de eliminar a doença na extremidade da raiz, a necessidade de obter uma compreensão mais clara das complexidades da anatomia pulpar e o uso de ampliação e iluminação aprimoradas deram origem à cirurgia apical contemporânea, mais precisamente descrita como microcirurgia apical. Embora os princípios básicos da cirurgia endodôntica não tenham sido drasticamente alterados, os avanços no armamentário e nas microtécnicas tentaram acompanhar as exigências do ambiente microcirúrgico endodôntico atual: maior flexibilidade ergonómica, preparação e colocação mais eficientes da obturação radicular (REF) e maior biocompatibilidade dos materiais utilizados [1].

Há uma máxima que diz: ver melhor é fazer melhor. Poderíamos acrescentar: "para o fazer mais facilmente". O Microscópio permite uma evidência excecional da anatomia com a consequente possibilidade de um diagnóstico mais preciso e uma capacidade operatória mais incisiva. Além disso, uma melhor visão conduz a uma abordagem menos invasiva, respeitando os tecidos e, por conseguinte, a um menor desconforto pós-operatório e a uma cicatrização mais rápida.

A combinação de microscópio, pontas de ultra-sons e microinstrumentos permite uma preparação conservadora, coaxial e profunda da extremidade radicular e uma retro-obturação. Isto satisfaz os requisitos para a selagem da RCS e a realização da tríade: limpeza, moldagem e preenchimento da própria RCS.

Há muitos factores a considerar quando se opta por realizar uma microcirurgia num dente em vez de realizar outras opções de tratamento, como o retratamento não cirúrgico ou a extração do dente. Felizmente para o paciente, a capacidade de efetuar microcirurgia endodôntica é um procedimento eficaz e altamente bem sucedido que produz um desconforto mínimo, alivia a patose peri-radicular, mantém as restaurações e proporciona função e estética.

A microcirurgia endodôntica não é apenas um método previsível para explorar a causa da não cicatrização em dentes tratados com canal radicular, mas é também um meio de eliminar eficazmente a patologia apical persistente. Quando um dente previamente tratado tem sintomas persistentes e o paciente quer salvar o seu dente, deve ser considerado o retratamento do canal radicular com duas vias potenciais de acesso: não-cirúrgica, acedendo através da coroa, ou cirúrgica, acedendo diretamente aos ápices radiculares e à patologia periapical. Ambos os procedimentos são eficazes e a investigação de apoio mostra que estes procedimentos resultam na cura da periodontite apical em mais de 80% dos casos tratados.

A microcirurgia é uma opção de tratamento eficaz quando o tratamento ideal pode ser realizado, o que inclui factores como acesso suficiente a toda a área patológica com boa visualização, quantidade e bisel de ressecção adequados, preparação ultra-sónica de todos os portais de saída, colocação de um material de obturação adequado na extremidade da raiz, reaproximação do local cirúrgico com encerramento primário. Apenas se a etiologia for de natureza endodôntica, o prognóstico da microcirurgia endodôntica é favorável. Podem estar presentes algumas condições que podem não responder bem ao tratamento microcirúrgico e ter um prognóstico questionável. Estas incluem radiolucência lateral sem radiolucência apical indicativa de uma perfuração ou fratura vertical, lesões periodontais primárias, lesões periodontais e endodônticas combinadas, reabsorção radicular que afecta os terços médio ou coronal das raízes.

A microcirurgia endodôntica trata eficazmente a patologia endodôntica, mas por si só não pode melhorar o estado periodontal do dente e pode afectá-lo negativamente. Assim, é importante avaliar a condição periodontal de um dente que vai ser submetido a microcirurgia endodôntica. Os factores periodontais que têm de ser avaliados num dente que vai ser submetido a cirurgia endodôntica são o efeito da ressecção adequada na relação coroa/dente do dente, a presença de suporte periodontal inadequado associado a uma oclusão traumática, a perda óssea da placa vestibular e o risco de um defeito periodontal grave após o tratamento [3].

A microcirurgia endodôntica requer uma precisão significativa com uma ampliação elevada para visualizar, aceder, preparar e preencher áreas muito pequenas e de difícil acesso, sem margem para erros. Os seguintes factores baseados no paciente afectam a viabilidade da realização de uma microcirurgia endodôntica bem sucedida:

- Acesso cirúrgico adequado através do posicionamento do doente.
- Manutenção correta da posição do paciente com o mínimo de movimentos

durante toda a consulta de tratamento cirúrgico.

- Capacidade de se sentar durante uma visita de tratamento prolongada que deve ser concluída do princípio ao fim sem a possibilidade de ser interrompida a meio.
- Reacções declaradas à epinefrina, essencial para uma hemostase adequada. Medicamentos essenciais que afectam a hemorragia e inibem a hemostase eficaz no local da cirurgia. O estado pré-tratamento do dente do ponto de vista endodôntico influencia a decisão de tratar cirurgicamente ou não cirurgicamente com base nos seguintes factores:
- Endodontia prévia de má qualidade que pode ser melhorada utilizando as técnicas e tecnologias actuais.
  - Restauração de má qualidade ou inadequada que resulta na contaminação do canal radicular.
  - Persistência da infeção fora das raízes, inacessível ao tratamento não cirúrgico.
  - Complicações de um tratamento inicial mal sucedido, como canais bloqueados ou transportados de forma natural ou iatrogénica

A microcirurgia endodôntica é uma opção para quase todos os dentes da arcada, com exceção da maioria dos segundos e terceiros molares maxilares e mandibulares. Em geral, os riscos associados ao procedimento são mínimos tanto para o dente quanto para o paciente, e os custos podem ser menores devido à falta de acompanhamento restaurador necessário. É por isso que as indicações para a microcirurgia endodôntica são tão amplas. Quando os objectivos do tratamento podem ser satisfeitos para maximizar o sucesso e os estados periodontal e restaurador são estáveis, a microcirurgia endodôntica representa um dos meios mais previsíveis para eliminar a periodontite apical, tendo em conta os desafios anatómicos que os dentes têm, que tornam a terapia não cirúrgica ineficaz.

ANTECEDENTES HISTÓRICOS

Historial de cirurgia endodôntica

A ciência da endodontia cirúrgica tem a sua origem há 1500 anos, quando o primeiro procedimento endodôntico cirúrgico registado de incisão e drenagem de um abcesso agudo foi realizado por Aécio, um médico dentista grego. Desde então, a endodontia cirúrgica tem sido desenvolvida e aperfeiçoada em resultado das valiosas contribuições de muitos pioneiros da medicina dentária, incluindo Abulcasis, Fauchard, Hullihan, Martin, Partisch e Black. O Dr. Louis I. Grossman, decano da endodontia na América, contribuiu significativamente para a ciência da endodontia e dividiu os 200 anos entre 1776 e 1976 em quatro períodos, cada um com cinquenta anos de duração. Esta história bicentenária da endodontia cirúrgica no contexto da medicina dentária geral é aqui apresentada.

Primeiro período: 1776-1826

O primeiro livro de cirurgia oral foi publicado em **1776**, por **Jourdain.**

Cauterização da polpa: Os princípios da cauterização e o uso do cautério foram propostos e praticados por **Robert Woffendale em 1783**.

Diagnóstico e tratamento do abcesso: Josiah Flagg de Boston, o primeiro nativo americano a praticar exclusivamente a medicina dentária como profissão, aliviou a dor de um dente com abcesso criando uma abertura no dente, que conduziu à cavidade pulpar.

Os folhetos de John Baker de 1776 indicam um reconhecimento precoce dos dentes com abcessos.

Em 1801, Richard Cortland descreveu um dente com abcesso como: "O pus, sendo um fluido, e estando preso no alvéolo do maxilar inferior, tem de sair e sairá. Não pode subir à superfície ou ao bordo da gengiva; tem, portanto, de tomar outra direção e, sem assistência profissional precoce, penetra nos alvéolos, na gengiva e nos tegumentos da face, de onde flui um ichor aquoso que se mantém até que a causa seja removida".

O tratamento de um dente com abcesso durante este período era efectuado através da aplicação de calor na boca para fazer com que o abcesso se dissipasse, a pressão fosse aliviada e a dor parasse.

Transplante e reimplantação de dentes:

Joseph Fox, recomendou vivamente o transplante de dentes de raiz única no seu livro. "The Natural History of the Human Teeth", publicado em 1778.

James Gardelte, em 1850, propôs a reimplantação intencional de dentes, pela primeira vez na história da medicina dentária.

Segundo período: 1826-1876

Introdução da barragem de borracha: A barragem de borracha foi introduzida por Sanford C. Barnum, de Nova Iorque, em 1864.

Anestésicos

Em **1800, Sir Humphry Davy** utilizou o óxido nitroso para eliminar a dor durante uma cirurgia.

Em **1846, William T.G. Morton** utilizou o éter sulfúrico como anestésico.

Em **1847, James Y. Simpson**, um médico escocês, anunciou a descoberta do clorofórmio.

A primeira injeção hipodérmica com uma seringa foi realizada pelo **Dr. Francis Rynd**. No entanto, uma seringa sem um anestésico adequado para a injeção era inútil, pelo que, em 1844, Carl Koller, de Viena, descobriu o efeito anestésico da cocaína.

Tratamento do abcesso alveolar

Harris, em 1839, propôs a utilização de uma "lanceta ou faca de ponta afiada para evacuar o pus de um tumor das gengivas.

Em **1874, Adolph Witzel**, descreveu uma operação para mumificação da polpa. - Simon P. Hullihan descreveu uma operação de entrada na câmara pulpar, através do colo do dente, para drenagem de um abcesso periapical. Este procedimento foi designado por "operação de Hullihan".

Em **1850, W.H. Atkinson** sugeriu o uso de ácido sulfúrico para queimar a fístula. Terceiro período: 1876-1926 Radiografia de diagnóstico - Os raios X foram descobertos por W.K. Roentgen em 1895 e a sua utilização em endodontia foi proposta pela primeira vez por Otto Walkhoff, que tirou radiografias dos seus próprios dentes.

Em **1896, Otto Walkhoff e Fritz Giesel** criaram o primeiro laboratório roentgenológico dentário do mundo. Teoria da infeção focal - Esta teoria foi promulgada **por William Hunter em 1910.** Foi um "golpe duro" para a ciência da cirurgia endodôntica, uma vez que levou à extração em massa de dentes envolvidos na polpa, o que foi encorajado pela profissão médica como tratamento de várias doenças, mas foi um revés para a endodontia. Advento da assepsia

Em **1876, Robert Koch** propôs os seus postulados. Nove anos mais tarde, Lister introduziu a cirurgia anti-séptica, utilizando uma solução fraca de fenol sobre as feridas. - Os conceitos de assepsia foram introduzidos na década de 1890.[2]

Terceiro período: 1876-1926

Radiografia de diagnóstico - Os raios X foram descobertos por **W.K. Roentgen em 1895** e a sua utilização em endodontia foi proposta pela primeira vez por **Otto Walkhoff**, que tirou radiografias dos seus próprios dentes.

Em **1896, Otto Walkhoff** e **Fritz Giesel** criaram o primeiro laboratório de roentgenologia dentária do mundo.

Teoria da infeção focal - Esta teoria foi promulgada por **William Hunter em 1910**. Foi um "golpe duro" para a ciência da cirurgia endodôntica, pois levou à extração em massa de dentes envolvidos na polpa, o que foi encorajado pela profissão médica como tratamento de várias doenças, mas foi um revés para a endodontia.

Advento da assepsia - Em **1876, Robert Koch** propôs os seus postulados. Nove anos mais tarde, Lister introduziu a cirurgia anti-séptica, utilizando uma solução fraca de fenol sobre as feridas. Os conceitos de assepsia foram introduzidos na década de 1890.

Anestésicos locais - William S. Halsted, de Nova Iorque, administrou a primeira injeção de bloqueio mandibular com uma solução de cocaína. O uso da procaína como anestésico local foi descrito pela primeira vez em 1906. Em meados da década de 1920, a anestesia intra-pulpar estava a ser vulgarmente utilizada para induzir a anestesia da polpa exposta, utilizando uma seringa de cozimento.

Quarto período: 1926-1976

Esse período foi marcado pelo renascimento do tratamento endodôntico, devido aos desenvolvimentos e melhorias nas radiografias, anestésicos, novos agentes, armamentários, procedimentos e pesquisas. Durante esta época, a atenção ao armamentário cirúrgico atingiu o seu auge, com a introdução da cinta de Killian, que foi utilizada para a ressecção da extremidade radicular, juntamente com o escudo cirúrgico, sugerido por Witzel em conjunto com a cinta de cabeça. **Berger, Ruggier, Moorhead, Kay e Posner** preconizavam os retalhos semilunares como modus operandi, começando a surgir os retalhos triangulares. Também o uso do martelo e do cinzel para a ressecção da extremidade da raiz foi substituído pelo uso de brocas.

Em **1924, Blayney e Wach** publicaram um artigo sobre um estudo que realizaram para provar que a deposição de novo cemento e a cicatrização periodontal eram possíveis na superfície da dentina ressecada.

Em 1935, **o Dr. Fernando Garcia**, pela primeira vez, propôs a utilização do óxido de zinco eugenol como material de obturação do canal radicular. Entre **1941 e 1950, Cyrus Jones**, de Nova Iorque, recomendou a obturação do canal radicular numa visita, seguida de curetagem cirúrgica. Utilizava também clorofórmio no ápice para amolecer e dissolver o excesso de guta-percha, formando uma união perfeita.

Além disso, durante este período, foi dada mais atenção à curetagem cirúrgica e à erradicação total do tecido mole que envolve a raiz.

Em **1959, Omnell** publicou um relato de caso identificando a presença de um precipitado eletrolítico de carbonato de zinco adjacente a uma obturação radicular de amálgama. Foi considerado inflamatório devido à reabsorção do osso adjacente.

Sommer e Eklof defendiam a utilização da colocação do cone de prata invertido se o acesso ao canal radicular não pudesse ser obtido através do canal. Mais tarde, em **1958**, Messing introduziu a pistola Messing, que é utilizada por rotina para a colocação de amálgama na extremidade da raiz.

Em 1943, foi formada a Associação Americana de Endodontistas. O ano de 1950 assistiu ao desenvolvimento da microcirurgia e os Microscópios Ópticos Digitais foram inventados na década de 1960.[2,3]

HISTÓRIA DO MICROSCÓPIO DENTÁRIO

Os microscópios cirúrgicos foram introduzidos na endodontia no início da década de 1990 e depois nos programas de especialização em endodontia nos Estados Unidos. Desde então, os microscópios cirúrgicos dentários têm sido amplamente utilizados por endodontistas e outros especialistas. Foi demonstrado que uma maior ampliação aumenta significativamente o resultado de sucesso da cirurgia endodôntica. Tanto um microscópio operatório como um endoscópio proporcionam uma ampliação e iluminação adequadas para efetuar procedimentos endodônticos com elevadas taxas de sucesso. Além disso, do ponto de vista ergonómico, um microscópio apenas pode permitir ao médico manter uma posição vertical e, assim, evitar problemas que conduzam a desconforto geral ou incapacidade. Os microscópios também permitem evitar o stress da acomodação curta e fornecem imagens praticamente sem sombras, permitindo uma excelente qualidade de imagem para operações clínicas e documentação.[6]

1922, Carl Nylen - Desenvolveu um microscópio monocular para cirurgia do ouvido

1953, Carl Zeiss - comercializou o primeiro microscópio operatório binocular

1978-81, Apothekar - Desenvolveu o primeiro microscópio operatório dentário

1983, Humes e Greaves - Relataram várias utilizações do microscópio operatório na medicina dentária geral

1984, Reuben e Apotheker - Testaram o microscópio dentário (Dentiscope) numa cirurgia apical

1986, Pecora e Adreana - Relataram a redução da incidência de sintomas pós-operatórios em casos de Apicoectomia

março de 1993 - Realização do primeiro simpósio sobre cirurgia endodôntica

microscópica

1995, AAE - A formação em microscopia deve ser incluída nos programas de

formação de especialidades

1999, Garry Carr - Introduziu um MO, ergonomicamente configurado para a

medicina dentária[6]

O MICROSCÓPIO DENTÁRIO

Tipos de sistemas de ampliação

Sistema Galileu - O sistema Galileu oferece uma gama de ampliação de 2x a 4,5x e é um sistema pequeno, leve e compacto

Sistema Keplarian - São lupas de prisma que utilizam prismas refractivos e são, na realidade, telescópios com trajectórias de luz complicadas, que permitem uma ampliação até 6X.

A microcirurgia efectuada sob lupas fez uma grande diferença em todos os campos cirúrgicos devido às suas qualidades desejáveis de obtenção de incisões mais limpas, redução da hemorragia, redução do traumatismo no local da cirurgia e maior aproximação da ferida.

Feature [7]	Loupes	Operating microscopes
Maximum magnification factor	X6(-)	X24(+)
Field of view	Larger(+)	Smaller(-)
Direct view of surgical field	Always possible(+)	Only indirect view possible(-)
Non magnified view	Possible(+)	Not possible(-)
Assistant scope	Not available (-)	Available depending on equipment model (+)
Optical zoom	Not available (-)	X4 to x24(+)
Shadow-free illumination	Possible with some light systems(+/-)	+
Flexibility/mobility of the system	+	–
Ergonomics/working comfort	–	+
Ease of handling	+	–
Protection against eye strain	–	+
Training time for surgeon	Shorter(+)	Longer(-)
Training time for assistant	Shorter(+)	Longer(-)
Camera/video documentation	Not possible(-)	Available depending on equipment model (+)

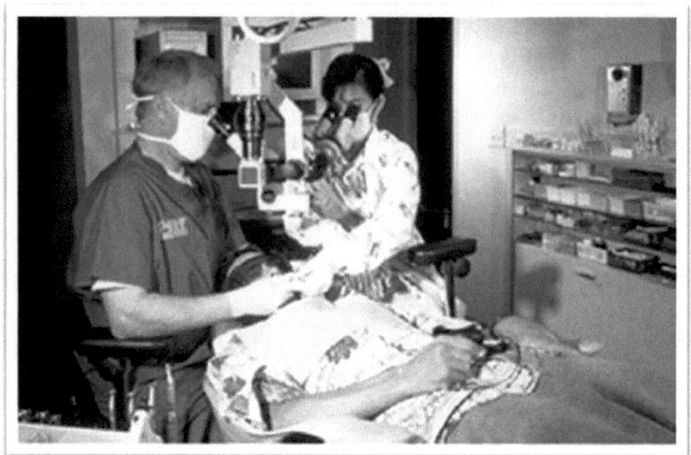

Figura 1: Microscópio operatório dentário com dentista e assistente.

Partes de um microscópio dentário

O microscópio operatório é constituído por três componentes principais:

- A estrutura de apoio

- O corpo do microscópio

- Fonte de luz.

A estrutura de apoio-

É essencial que o microscópio seja estável durante o funcionamento, especialmente quando utilizado em alta potência. A estrutura de suporte pode ser montada no chão, no teto ou na parede. À medida que a distância entre o ponto de fixação e o corpo do microscópio diminui, a estabilidade

20

da configuração aumenta. Em ambientes clínicos com tectos altos ou paredes distantes, é preferível a montagem no chão. Embora se afirme que pode ser facilmente deslocado de uma sala de operações para outra, na realidade, é muito complicado fazê-lo e é uma forma muito ineficaz de utilizar um microscópio. É muito preferível o suporte de parede ou, melhor ainda, o suporte de teto. As molas incorporadas devem ser apertadas de acordo com o peso do corpo do microscópio para estabelecer um equilíbrio perfeito em qualquer posição. Isto permite uma visualização precisa e torna desnecessária a focagem fina na maioria das circunstâncias clínicas.

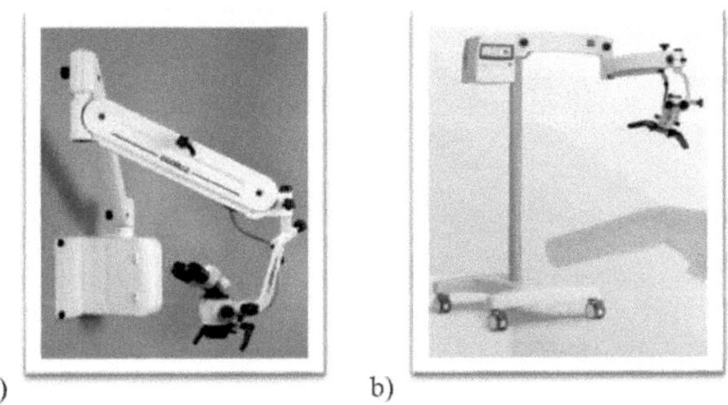

a)   b)

Figura.1

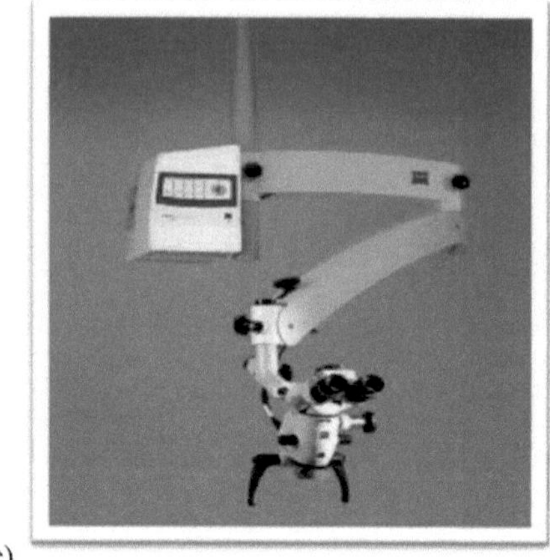

c)

Figura.2

Figura 2: a) Parede b) Chão c) Microscópios montados no teto.

O Corpo do Microscópio

O corpo do microscópio é o componente mais importante do microscópio e contém lentes e prismas responsáveis pela ampliação e estereopsia. O corpo do microscópio é constituído por oculares, binóculos, fator de mudança de ampliação e a lente objetiva.

- Oculares

Geralmente disponíveis com uma ampliação de 6,3x, 10x, 12,5x, 16x e 20x.

A extremidade de cada ocular tem um copo de borracha que pode ser baixado para os médicos que usam óculos. Estas têm definições de dioptria ajustáveis (ajustam-se à acomodação, ou seja, à capacidade de focar a lente dos olhos). A definição de dioptria também se ajusta aos erros de refração.

- **Binóculos**

A sua função é manter o IPD das oculares regulado, ajustando a distância entre dois tubos binoculares. Uma vez fixados a dioptria e o IPD, não devem ser alterados até que o microscópio seja utilizado por um cirurgião com necessidades ópticas diferentes. O microscópio é fornecido com diferentes distâncias focais.

- **Alteradores de ampliação**

Estes estão disponíveis como TROCAS MANUAIS DE 3, 5 ou 6 passos OU TROCAS DE ZOOM POTENTE. Trata-se de uma série de lentes que se deslocam para trás e para a frente num anel de focagem para proporcionar uma vasta gama de ampliação. Podem ser controlados por um pedal de controlo ou por um comando manual. O controlo por pedal permite ao médico ajustar a ampliação e a focagem sem retirar as mãos ou os olhos do campo cirúrgico.

- **Lente objetiva**

Estas estão mais próximas do campo cirúrgico. A distância focal determina a distância entre a lente e o campo cirúrgico. Estas estão disponíveis com distâncias focais que variam entre 100 e 400 mm.

Recomenda-se uma lente objetiva de 200-250 mm.

* **Co Iluminação axial**

Isto significa que a luz da lâmpada do iluminador é reencaminhada para um ponto muito próximo do eixo de visualização do microscópio e é projectada para baixo através da mesma lente objetiva utilizada para a visualização. Sob o microscópio, será projectada uma quantidade específica de luz e qualquer alteração na ampliação do microscópio não terá qualquer efeito na quantidade de luz projectada pelo microscópio.

* **Acessórios**

* **Divisor de feixe** - É inserido no trajeto da luz quando esta regressa aos olhos do operador - É utilizado para fornecer luz a uma câmara digital acessória, a uma câmara de vídeo e a um tubo de co-observação.

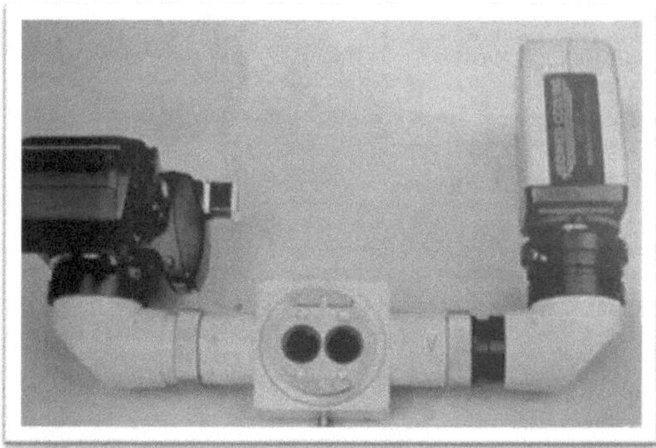

Figura 3: Divisor de feixe, adaptador fotográfico, câmara de 35 mm e câmara de vídeo.

* Iluminação auxiliar para uma melhor visão.

* Filtros

- Ocular com retículo O campo ajuda a alinhar durante a gravação de vídeo e a fotografia de 35 mm.

- Monitores/ Ecrãs LCD - Ao visualizar o ecrã LCD, o assistente vê exatamente o que o cirurgião vê sem ter de desviar os olhos do campo cirúrgico. Este sistema de visualização tem uma vantagem sobre os binóculos articulados porque o assistente não tem de se afastar do microscópio se for necessário que o cirurgião o desloque durante a cirurgia

- Âmbito de aplicação do assistente

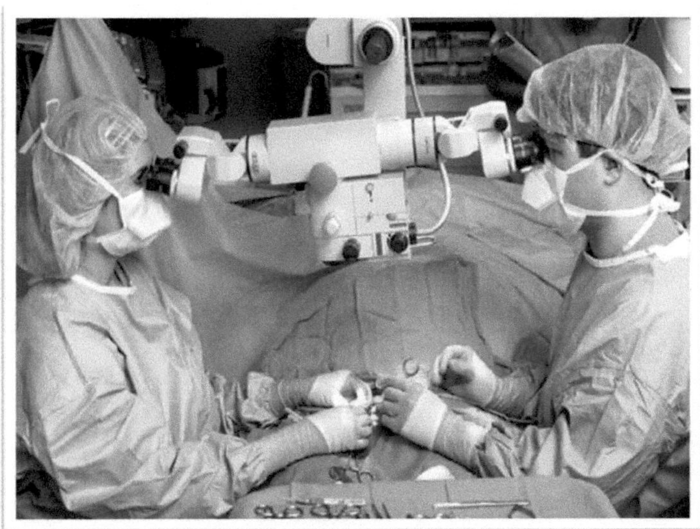

Figura 4: Âmbito de aplicação do assistente

- As pegas de pistola são fixadas na parte inferior da cabeça do microscópio para facilitar o movimento durante a cirurgia.

Principais caraterísticas dos microscópios operatórios

Os componentes básicos de um microscópio operativo são os binóculos, o corpo do microscópio com ajustes de ampliação e de focagem fina e uma fonte de luz. Dependendo da utilização e das preferências, o microscópio pode ainda ser configurado de acordo com especificações individuais.

No mínimo, um microscópio utilizado em endodontia cirúrgica deve estar equipado com binóculos de 1800 mm de altura para atender aos requisitos de angulação e uma ocular com retículo. Um retículo é uma linha fina que proporciona uma orientação adequada para o objeto em foco e permite a calibração individual do microscópio, geralmente sob a forma de anéis concêntricos.

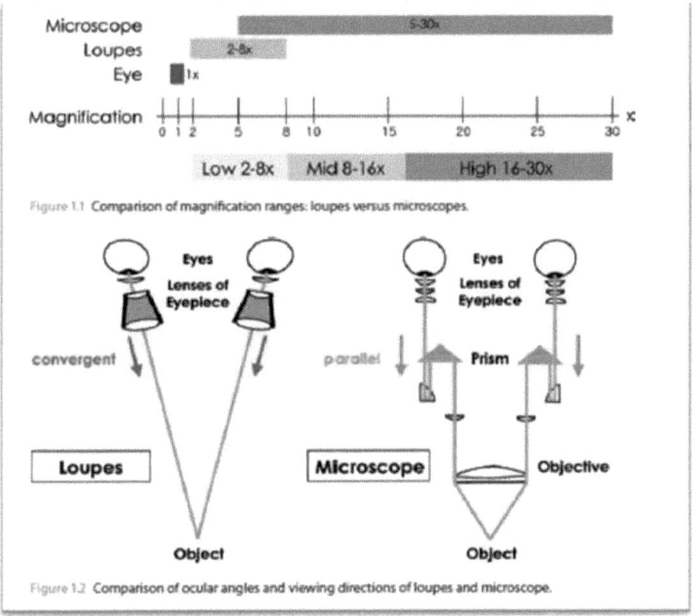

Figura 5: Ampliação e direcções de visualização das lupas e do microscópio

Personalização de um microscópio

Os microscópios estão disponíveis como unidades de chão, unidades montadas no teto ou unidades montadas na parede, dependendo das preferências pessoais e das possíveis localizações no bloco operatório. Atualmente, os microscópios incluem uma distância focal variável que pode ser ajustada ao médico e ao doente, muitas vezes em conjunto com opções de zoom elétrico e de focagem fina que permitem ajustes suaves e sem etapas tanto da ampliação como da focagem.[10]

As actualizações ergonómicas opcionais permitem uma rotação para a esquerda e para a direita do corpo principal do microscópio. Isto permitirá ao profissional inclinar o microscópio numa angulação vertical sem o nível horizontal da ocular. Em particular, esta propriedade é útil para observar as pontas das raízes e as superfícies ressecadas nas arcadas posteriores.

As potenciais actualizações incluem também binóculos extensíveis para uma melhor visualização e ergonomia, funções de fixação magnética para maior estabilidade, bem como diferentes fontes de luz e opções de documentação.

Tabela 3 - Procedimento efectuado com diferentes níveis de ampliação.

NON SURGICAL ENDODONTICS	SURGICAL ENDODONTICS
LOW Magnification X5-8x	
	Orientation Inspection of surgical site Initial osteotomy Ultrasonic tip alignment Suturing Suture removal

MID Magnification X8-X16	
Access Orifice identification Fracture identification Obturation	Haemostasis Tissue removal Root tip identification Root tip resection Root surface inspection Root end preparation Root end filling Root amputation
HIGH Magnification X16-X30	
Orifice identification Fracture identification Calcified canal location Identification of fine anatomical details Documentation	Root surface inspection Root end preparation inspection Root end filling inspection Identification of fine anatomical details Documentation

Fonte de luz

O primeiro microscópio dentário tinha iluminação de halogéneo. O xénon e as fontes de luz LED mais recentes proporcionam uma melhor iluminação do campo operatório. Estas três fontes de luz diferem entre si em termos de intensidade de luz, comprimentos de onda máximos, temperatura de cor, emissão de calor e duração.

A fonte de luz de xénon tem um aspeto quase natural como a luz do dia, proporcionando a mais elevada intensidade de luz. Isto assegura a melhor iluminação para detalhes anatómicos finos e permite tempos de exposição de documentação mais curtos, o que proporcionará imagens nítidas. As fontes de luz LED são semelhantes ao xénon em termos de temperatura de cor. Em comparação com o xénon e o halogéneo, a emissão de calor do LED irradia da parte de trás da fonte de luz, resultando numa temperatura muito reduzida em redor do microscópio. Os desenvolvimentos recentes incluem a despolarização e os filtros UV de luz do dia, bem como a fluorescência para a deteção de cáries.

Documentação

É necessária uma boa documentação para fins legais, relatórios de referência, publicações e apresentações. Uma câmara mirrorless de nova geração apresenta vantagens em relação às DSLR. Um divisor de feixe desviará aproximadamente 20% da intensidade de luz disponível para uma câmara fotográfica ou de vídeo. Os sistemas mais simples incluem câmaras integradas de um só chip que proporcionam capacidades simples de transmissão em direto ou de gravação. As opções modernas de um só chip incluem microchips que permitem a gravação inteligente numa rede externa partilhada, bem como a gravação direta em memória de massa local.

O salto tecnológico mais recente incluiu a observação tridimensional na cadeira, tanto para os praticantes como para os observadores.

Ajuste individual do microscópio (Parafocalização)

Os microscópios são concebidos para serem ajustados a diferentes pontos de vista oculares para garantir uma visão perfeita e evitar a fadiga.

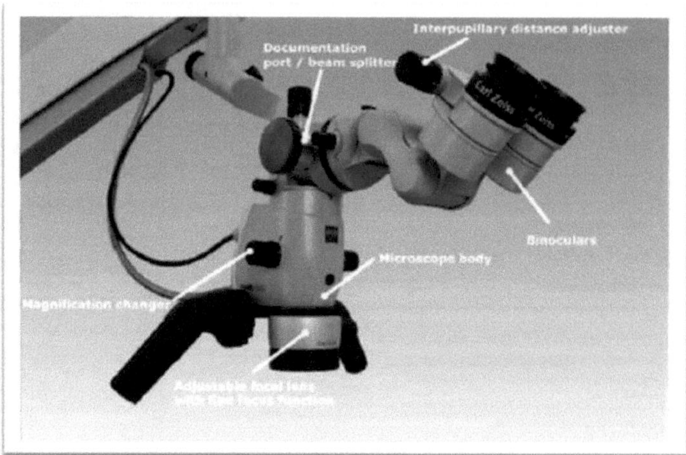

Figura 6: Principais caraterísticas do microscópio.

Em primeiro lugar, o profissional deve determinar o olho dominante ou principal, que ajusta predominantemente a visão. Se o operador usar óculos de correção durante o procedimento, o processo de parafocalização deve ser realizado com óculos. A ocular com o retículo tem de ser ajustada para o lado dominante. Ambas as definições de dioptria devem ser deslocadas para a definição positiva extrema. O microscópio deve ser colocado na ampliação mais baixa. O microscópio deve ser colocado à distância focal adequada para ver a imagem focada apenas através da ocular dominante. A ampliação é então alterada para a definição mais elevada. O microscópio está agora calibrado para o olho dominante ao longo de toda a ampliação através de pequenos ajustes com a função de focagem fina.[11]

O lado não dominante será ajustado ao lado dominante. Olhando através do lado não dominante, as definições de dioptria são rodadas lentamente enquanto se olha para os objectos sob o microscópio. Quando o objeto é focado, o lado não dominante é calibrado.

A última é a distância interpupilar. O botão de regulação da distância interpupilar é colocado na posição mais baixa e depois rodado lentamente até ser visível através do microscópio uma imagem única perfeitamente nítida com qualidades tridimensionais.[12]

QUADRO 4: Ajuste gradual das definições do microscópio.

Step	Magnification Setting	Technique
Determine dominant eye	–	Use near object over distant object superimposition technique.
Adjust dominant eye	–	Place eyepiece with reticule into binoculars on dominant eye side.
	–	Adjust diopter settings on eyepiece until all reticle lines are clearly focused.
	Low	Focus on object through the microscope after initial adjustment of focal distance.
	High	Use fine tuning to perfect focus.
Adjust non-dominant eye	High	Adjust diopter settings on eyepiece until object is focused.
	Variable	Adjust interpupillary distance settings until a single image is clearly visible.

O microscópio operatório proporciona benefícios importantes para a microcirurgia endodôntica das seguintes formas:

1. O campo cirúrgico pode ser inspeccionado com grande ampliação, de modo a que detalhes anatómicos pequenos mas importantes, por exemplo, o ápice extra ou os canais laterais, possam ser identificados e geridos. Além disso, a integridade da raiz pode ser examinada com grande precisão para detetar fracturas, perfurações ou outros sinais de danos.

2. A remoção dos tecidos doentes é precisa e completa.

3. A distinção entre o osso e a ponta da raiz pode ser feita facilmente com uma ampliação elevada, especialmente com coloração de azul de metileno.

4. Com uma ampliação maior, a osteotomia pode ser reduzida (3-4 mm), o que

resulta numa cicatrização mais rápida e num menor desconforto pós-operatório.

5. O stress profissional e físico é reduzido, uma vez que a utilização do microscópio requer uma postura erecta. Mais importante ainda, o ambiente clínico é menos stressante quando os médicos podem ver claramente o campo operatório.

6. O número de radiografias pode ser reduzido ou eliminado porque o cirurgião pode inspecionar o ápice ou ápices direta e precisamente.

7. As gravações de vídeo ou de câmaras digitais de procedimentos podem ser utilizadas eficazmente para a educação de doentes e estudantes.

8. A comunicação com os dentistas que encaminham os pacientes é significativamente melhorada.

Alguns poderão argumentar que a utilização de lupas é suficientemente boa. No entanto, o facto é que a inspeção da superfície radicular ressecada com a ampliação máxima do microscópio não é suficiente. Para ver completamente todos os detalhes anatómicos críticos da superfície da raiz, esta tem de ser corada com azul de metileno. A utilização de lupas é o primeiro passo e uma mudança bem-vinda em relação à visão sem ajuda, mas a ampliação e a iluminação efectivas requerem o microscópio operatório.

Avanços recentes em microscópios

Uma adição recente ao campo dos dispositivos de visualização na cirurgia endodôntica é o endoscópio de fibra ótica. A endoscopia tem várias vantagens clínicas em comparação com a microscopia cirúrgica durante a microcirurgia endodôntica. Devido ao seu campo de visão não fixo, o endoscópio permite a visualização do campo de tratamento em vários ângulos e

distâncias sem perder a profundidade de campo e a focagem. O endoscópio é mais versátil

e depois o microscópio.[8,13]

Orascópio

A Orascopia envolve a utilização do Orascope, um endoscópio médico modificado, para tratamento na cavidade oral. Utiliza fibra ótica, o que torna o instrumento leve e flexível. No passado, as imagens de fibra ótica proporcionavam uma ergonomia superior, mas sofriam de uma fraca qualidade de imagem. Mas o Orascope utiliza um design de lente único combinado com um sistema de processamento de imagem digital na câmara, permitindo que a fibra ótica ultrapasse a qualidade de imagem da lente de haste médica.

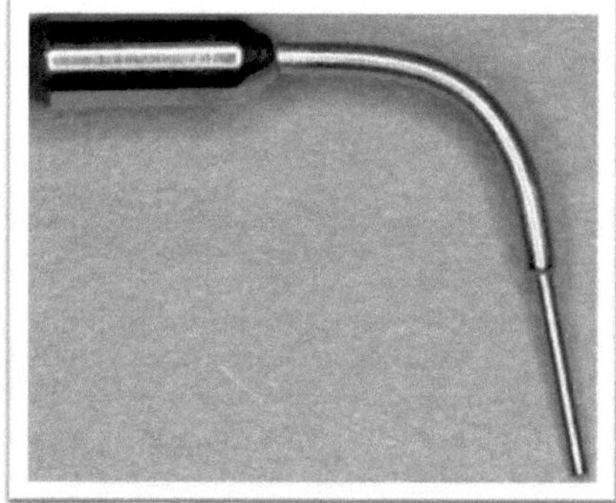

Figura 7: Orascope

Combinação **de microscópio e endoscópio**

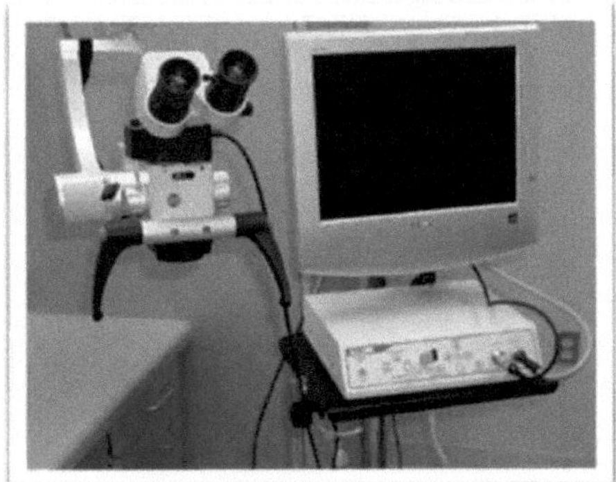

Figura 8: Combinação de microscópio e endoscópio.

No tratamento endodôntico convencional e cirúrgico, existem diferentes parâmetros de visualização para cada tipo de tratamento, quando é necessária uma ampliação superior à obtida com as lupas. Embora tanto o microscópio como o endoscópio de lentes de contato possam ser usados para ampliação em qualquer tipo de tratamento endodôntico, as vantagens de usar um microscópio para o tratamento endodôntico convencional e um endoscópio de lentes de contato para a visualização cirúrgica levaram ao desenvolvimento de um acoplador de microscópio (JEDMED, Inc. St. Louis, MO) que permite aos endodontistas combinar as duas tecnologias. A unidade combinada também permite a utilização do orascópio e da documentação digital.

Interface do conjunto rotativo ótico mecânico (Interface Mora)

Trata-se de um conjunto mecânico ótico rotativo que liga o tubo binocular num ângulo reto ao corpo do microscópio operatório, tornando-o capaz de uma rotação independente limitada em torno do eixo horizontal do tubo binocular.

Este conjunto foi concebido para ultrapassar as desvantagens dos microscópios convencionais, que foram concebidos para permitir que o médico se sente na posição das 9-10 horas. Isto conduziu a uma

A posição inclinada do pescoço em direção ao ombro direito, conduzindo a uma sobreextensão do braço esquerdo, tensão muscular, fadiga e incapacidade. Esta tecnologia permite que o operador esteja sentado na posição de 12 horas, proporcionando uma WD horizontal compatível com a distância entre a cabeça e a boca do doente.

Endoscópio periodontal

Trata-se de um novo procedimento que utiliza um endoscópio dentário em miniatura que permite a visualização subgengival da superfície da raiz com ampliações de 24 a 48 vezes. Este é acompanhado por um feixe de fibra ótica de 99 mm que é uma combinação de um feixe de captura de 10 000 pixéis rodeado por várias fibras de iluminação. Esta fibra é entregue na margem subgengival acoplada a um instrumento chamado explorer. As imagens ampliadas são imediatamente visualizadas num ecrã de vídeo de cadeira, após o que quaisquer ilhas residuais de cálculo ou biofilmes podem ser eficazmente desbridadas.

Varioscópio

Designado por Realidade Aumentada, é um microscópio operatório miniatura e leve, montado na cabeça, para navegação cirúrgica; possui visualização de cenários adicionais gerados por computador. Possui uma câmara integrada para documentação. Uma das maiores vantagens do varioscópio é a mobilidade da cabeça do operador, o que é contrário aos microscópios cirúrgicos que carecem de manobrabilidade devido ao equipamento pesado. As ferramentas de infravermelhos 800, fluxo 800 e fluorescência azul 400 permitem aos cirurgiões ver a circulação vascular no local da cirurgia e determinar a sequência e a direção do fluxo sanguíneo.[13]

ERGONOMIA E POSICIONAMENTO DO DOENTE

Um dos aspectos mais importantes da cirurgia microscópica é o posicionamento correto do microscópio operatório dentário em relação ao doente e ao campo operatório. De facto, um inquérito recente indicou que quase 77% dos inquiridos afirmaram ter alguma dificuldade no acesso e na visualização utilizando o microscópio operatório. A técnica de posicionamento incorreto é há muito reconhecida no campo da medicina, tendo sido apresentadas diretrizes para melhorar o desempenho e limitar a fadiga. Na cirurgia endodôntica, a posição do paciente não é tão importante quanto a posição do ápice radicular e do campo cirúrgico imediato.

Esta orientação constitui a base sobre a qual assenta o resto dos procedimentos microcirúrgicos. Para começar, o doente é posicionado numa atitude supina ou ligeiramente de Trendelenberg, de modo a que o local da osteotomia cirúrgica seja o mais superior no campo operatório. Esta posição pode variar desde o simples facto de o doente virar a cabeça até ao facto de estar deitado de lado. O paciente pode então ser estabilizado para conforto nesta nova posição usando toalhas cirúrgicas enroladas, apoios de cabeça estilo "donut" ou almofadas de espuma de memória. O cirurgião assume então a posição na cabeça do doente, na orientação das 11 a 12 horas.

A altura da cadeira do operador é ajustada de modo a que o ângulo formado entre a coxa e a parte inferior do pé seja, no mínimo, de 90º e a coluna vertebral esteja confortavelmente direita. A cadeira do doente é então levantada ou baixada de modo a que o cirurgião possa manter os cotovelos junto ao corpo, passivamente dobrados a um ângulo neutro de 90º. Uma vez posicionados, os braços e as mãos do cirurgião não se devem desviar da posição centrada no núcleo; isto permite a maior destreza e um micro-controlo preciso, limitando simultaneamente a fadiga e os tremores de tensão. Por último, o microscópio é posicionado com o eixo da linha de visão perpendicular ao campo de tecido mole do retalho pretendido e as oculares binoculares ajustadas a uma altura confortável em relação ao operador.

As leis da ergonomia

A compreensão de um fluxo de trabalho eficiente utilizando um microscópio implica o conhecimento dos princípios básicos do movimento ergonómico. O movimento ergonómico divide-se em 5 classes de movimento:

Movimento de classe I: movimento apenas dos dedos.

Movimento de classe II: movimento apenas dos dedos e dos pulsos.

Movimento de classe III: movimento com origem no cotovelo.

Movimento de classe IV: movimento com origem no ombro.

Movimento de classe V: movimento que implica torcer ou dobrar a cintura.[8]

Procedimento em endodontia cirúrgica

O desenho do retalho selecionado é então incisado, o tecido mole refletido e o(s) retractor(es) estabilizado(s) na placa cortical. Os retractores devem estar em contacto com o osso para evitar o impacto inadvertido do tecido mole refletido ou de outras estruturas vitais, como o nervo mental. Os afastadores também devem ser posicionados a alguma distância do local da cirurgia para permitir o acesso para visualização e manipulação dos instrumentos.

No entanto, a extensão da reflexão não é tão ampla como noutros procedimentos cirúrgicos orais; em vez disso, a reflexão forma um corredor estreito delimitado pelos bordos do retalho. Este corredor não só minimiza o trauma dos tecidos moles, como também a dessecação da placa cortical. Esta retração pode ser aumentada pelo assistente utilizando um segundo instrumento de retração, como um elevador periosteal do tipo Seldin ou Pritchard, para redirecionar suavemente um lábio ou uma secção do retalho que tenha prolapsado para o campo, especialmente durante as fases de osteotomia e ressecção da extremidade da raiz do procedimento. Quando a retração estiver completa e estável, o paciente é reajustado de modo a que o eixo longo da placa cortical/dente do local da cirurgia fique paralelo ao pavimento e mais superior no campo.[16]

Ergonomia e posicionamento (PatientZSurgeonZDom): Específico do local

Embora não exista uma única forma correta de posicionar o microscópio em relação ao campo, um excelente guia seria visualizar o que seria uma linha de visão direta para o campo e, em seguida, posicionar a linha de visão do microscópio ao longo dessa linha imaginária. A ótica inclinável permite que o microscópio assuma diferentes atitudes verticais em relação a 90° e um deslocamento de apenas 20° em qualquer direção permitirá ao cirurgião olhar para além da cabeça da peça de mão para a extremidade de uma broca, ou utilizar a visão direta para examinar uma extremidade de raiz ressecada. Também é imperativo que o eixo visual do microscópio (MVA) esteja paralelo ao eixo longo da raiz (RLA) no nível de ressecção selecionado; se a posição de observação estiver inclinada para fora do ângulo, a ressecção imitará esse ângulo.

Maxilar Anterior

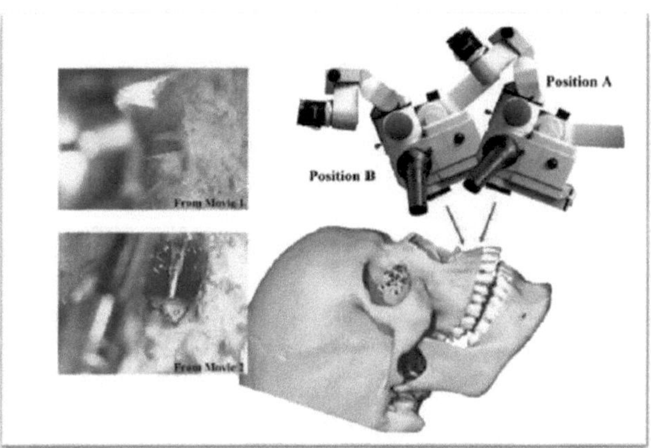

Figura 18 : Posição a manter durante a operação da região anterior do maxilar.

A cabeça do microscópio é inclinada ligeiramente para fora da vertical direta, inclinando-se da coroa do dente em direção ao ápice. Este ângulo alivia o efeito de sobreposição da cabeça da peça de mão e permite ver a ponta da broca selecionada. A descorticação do local apical pretendido, se não estiver já exposto por fenestração patológica, é efectuada com uma pequena broca redonda (#2-4) ou outra broca de osso especializada (Lindeman Bone Bur). Deve-se ter cuidado para não arrancar involuntariamente a superfície da raiz selecionada durante esta fase de descoberta. A utilização de uma peça de mão que não produza aerossóis, como a Impact Air

43

(Palisades Dental, Englewood, NJ, EUA), reduzirá a quantidade de pulverização oculta no campo e melhorará a visibilidade sem comprometer o arrefecimento da broca e do osso. Após a identificação do vértice selecionado, a osteotomia é alargada para permitir a curetagem de qualquer lesão presente e isolar a ponta da raiz da cripta cirúrgica circundante.

Uma vez isolada a ponta da raiz, o cirurgião e a DOM são reposicionados de forma a ficarem paralelos ao longo eixo da raiz no nível selecionado da ressecção, e não ao longo eixo do dente, e a inclinação coronal-apical é restabelecida. Com a linha de visão direta para a ponta da broca restaurada, a extremidade da raiz é ressecada. Uma vez terminada a ressecção, o microscópio é então inclinado do ápice para a coroa, para permitir a inspeção da superfície radicular ressecada com visão direta. O ângulo dependerá, evidentemente, da extensão e da qualidade da retração. Após a ressecção, o operador utilizará microespelhos para avaliar com maior precisão a exatidão e a integridade da superfície ressecada. Este mesmo ângulo também será utilizado para visualizar a preparação da extremidade da raiz.

Mandibular Anterior

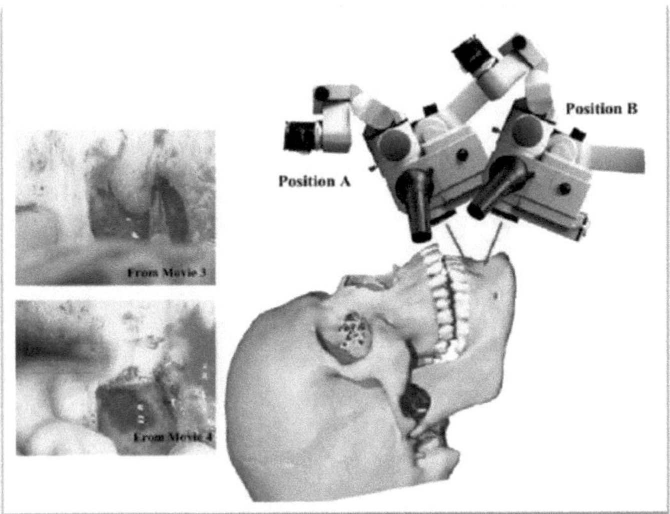

Figura 19: Posição durante a operação da região anterior da mandíbula

O posicionamento é relativamente o mesmo, com algumas excepções notáveis:

(a) O posicionamento da placa cortical paralelamente ao pavimento pode não ser possível; este facto deve ser tido em conta durante as fases de ressecção e preparação da extremidade radicular. Em muitos casos, em vez de reclinar o doente para um ângulo desconfortável, pode ser suficiente fazer com que ele eleve ligeiramente o queixo para afetar esta posição paralela.

(b) O segundo ângulo, que vem do ápice para a coroa, pode mais uma vez ser comprometido pelas limitações do reflexo e pelo ângulo do doente, mas a solução pode mais uma vez ser tão simples como fazer com que o doente eleve o queixo durante um curto período de tempo para permitir a linha de visão correta.

Posterior maxilar e mandibular

O fator limitante aqui é a capacidade do doente de apresentar a placa cortical paralelamente ao chão. A utilização de toalhas ou almofadas cirúrgicas enroladas para apoiar as costas do doente permite-lhe deitar-se confortavelmente de lado na cadeira de dentista, proporcionando uma atitude mais favorável ao local da cirurgia. Um "donut" de anestesista ou uma pequena almofada também pode ser colocado debaixo da cabeça do doente para o amortecer suavemente nesta nova posição. Se esta apresentação do campo cirúrgico não for conseguida, a osteotomia pode ser mal direcionada, podendo danificar inadvertidamente as raízes ou estruturas adjacentes.

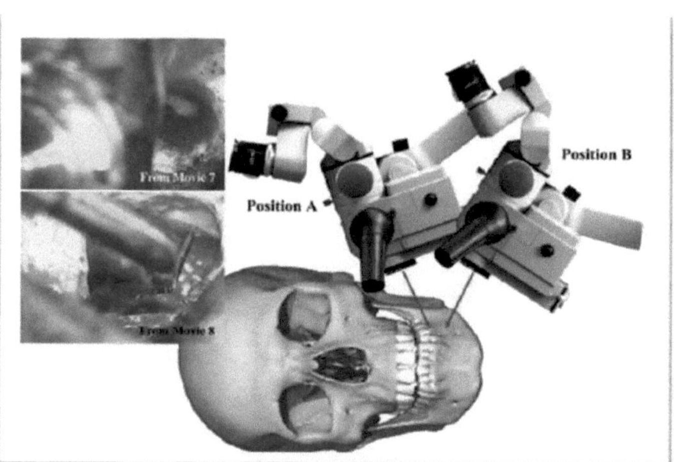

Figura 20 : Posição durante a operação na região posterior da mandíbula.

Além disso, a retração nos locais mais posteriores é inibida pelo zigoma ou pela crista oblíqua externa, e pode exigir o reposicionamento do(s) retractor(es). De resto, as regras anteriores de posicionamento do microscópio são válidas no que diz respeito à osteotomia, à ressecção/inspeção da extremidade da raiz e à preparação

Assistência em medicina dentária

Glene Robinson et al em 1968, descreveu a medicina dentária a quatro mãos como uma prática em que o dentista e o assistente trabalham como uma equipa para realizar algumas operações que foram planeadas com a intenção de beneficiar o doente. Envolve o trabalho coordenado e competente de um assistente a tempo inteiro, que foi formado para trabalhar com o dentista durante qualquer procedimento clínico e outros trabalhos no consultório dentário.

A utilização da medicina dentária a quatro mãos tem sido considerada como uma parte essencial da medicina dentária clínica. Tornou-se bastante evidente que um auxiliar dentário bem treinado e competente é tão importante como qualquer instrumento sofisticado na configuração clínica. A utilização adequada de um par de mãos extra do auxiliar numa configuração de dentisteria sentada a quatro mãos é geralmente considerada como um método ideal de prestação de serviços dentários. Este conceito de prestação de serviços dentários consiste em quatro princípios básicos:

- Realização da operação numa posição sentada.
- Utilização correta das competências do auxiliar.
- Organização correta das diferentes partes do consultório.
- Simplificar ao máximo a tarefa planeada.

Tipos de transferência de instrumentos

As três transferências de instrumentos mais comuns utilizadas atualmente em medicina dentária são as transferências com uma mão, com duas mãos e com seringa oculta.[17]

Técnica de transferência com uma só mão (operador destro)

Este é o tipo mais comum de técnica de transferência. Neste procedimento, o assistente transfere o instrumento com a mão esquerda e segura a ponta do evacuador ou qualquer seringa de água com a mão direita. Para um operador canhoto, todas as posições são invertidas. A transferência de instrumentos com uma só mão para um operador destro é ilustrada nas diretrizes de procedimento que se seguem. Todos os instrumentos devem ser montados de acordo com a sequência de utilização e o tabuleiro de instrumentos deve ser colocado o mais próximo possível do doente. O tabuleiro deve ser colocado na posição vertical ou horizontal. O equipamento auxiliar, tal como o dique de borracha e as seringas, deve ser colocado no armário móvel a uma distância distante do doente.

A transferência a duas mãos:

Esta forma de transferência é sobretudo utilizada durante a transferência de instrumentos volumosos, como pinças de borracha ou pinças cirúrgicas. Neste processo de transferência, o assistente pega no instrumento utilizado com uma mão e transporta o instrumento a ser entregue com a mão oposta. A utilização de sucção de grande volume e de uma seringa de água com ar é limitada durante este tipo de transferência.

Transferência com seis mãos:

Durante qualquer caso cirúrgico complexo, como as cirurgias endodônticas, o microscópio de alta potência desempenha um papel crucial. Um terceiro conjunto de mãos torna-se importante para o isolamento, a retração, a preparação do material, etc. Enquanto o primeiro auxiliar se mantém em sintonia com o operador no local da operação, o segundo auxiliar antecipa as necessidades tanto do assistente principal como do operador.

Conclusão

Numerosos estudos relataram a correlação entre as aplicações da medicina dentária a quatro mãos e a produtividade clínica. Inquéritos sobre revisões de profissionais descreveram o aumento da eficiência e da facilidade de trabalho após a implementação da prática da medicina dentária a quatro mãos no estabelecimento dentário. Os relatórios mostram um aumento da produtividade de 33%-75%. Mas para os principiantes, a prática parece bastante difícil durante a implementação dos princípios da verdadeira medicina dentária a quatro mãos. Para obter melhores resultados utilizando esta técnica, é necessário transmitir aos assistentes de cadeira um conhecimento amplo sobre a mesma e uma formação adequada, tanto prática como teórica, para tornar a medicina dentária a quatro mãos mais eficaz.

INSTRUMENTOS MICROCIRÚRGICOS

Os micro-instrumentos não foram utilizados na cirurgia endodôntica até o final da década de 1980. No entanto, com quase nenhum micro-instrumento disponível, a cirurgia endodôntica sob alta ampliação era quase impossível.[1]

Os instrumentos cirúrgicos tradicionais são simplesmente demasiado grandes para trabalhar com ampliações de 10 a 25 vezes. Alguns instrumentos microcirúrgicos são versões miniaturizadas dos instrumentos cirúrgicos tradicionais, mas muitos outros foram especificamente concebidos para as necessidades de precisão da microcirurgia endodôntica, incluindo pontas ultra-sónicas, o irrigador/secador Stropko e uma série de obturadores, suportes para material de obturação da extremidade radicular e microespelhos.

Dois dos principais kits de instrumentos microcirúrgicos da Obtura/Spartan e da B&L Biotech.[14]

Instrumentos de exame

Os instrumentos de exame incluem o espelho dentário, a sonda periodontal, o explorador endodôntico e o microexplorador. O espelho dentário, a sonda periodontal e o explorador endodôntico são instrumentos padrão na prática endodôntica.

Apenas o microexplorer foi especificamente concebido para microcirurgia. Tem uma ponta de 2 mm dobrada a 90 graus numa extremidade e a 130 graus na outra. A ponta curta torna-o particularmente fácil de manobrar dentro da pequena cripta óssea. Este instrumento é extremamente útil para localizar uma área de fuga na superfície da raiz ressecada e para distinguir uma

linha de fratura ou canal de uma linha de fissura insignificante. A ponta de um

microexplorador aponta para o espaço não preenchido do canal numa superfície

radicular ressecada

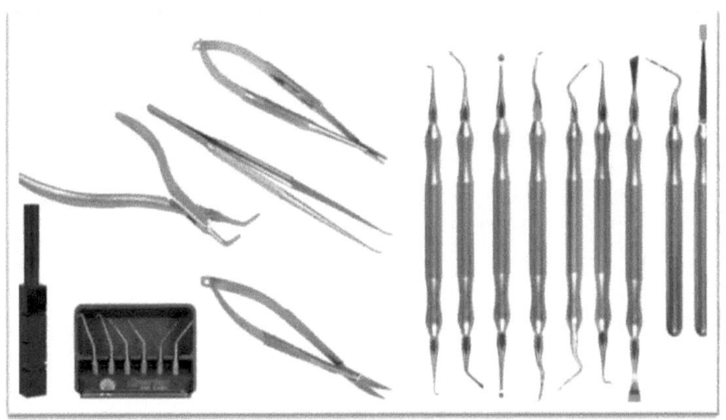

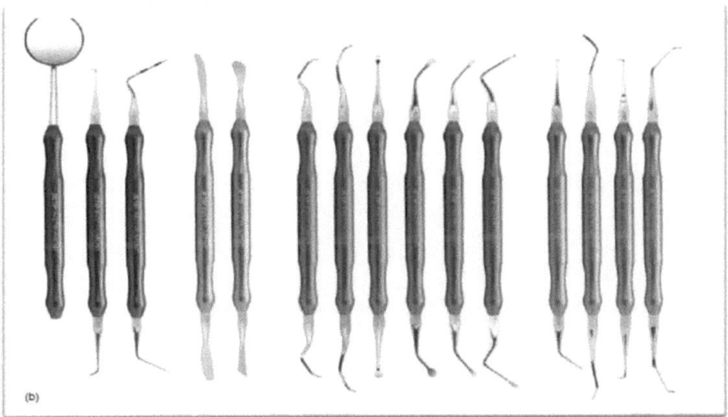

Figura 9: Configuração de instrumentos microcirúrgicos endodônticos: (a) conjunto KiS da
Obtura/Spartan (Fenton, MO) (b) kit microcirúrgico Jet da B&L Biotech Co. (Fairfax, VA). O
conjunto KiS tem pegas de titânio, enquanto o conjunto Jet está agrupado da seguinte forma: cor

prateada; amarelo (instrumentos de elevação); azul (instrumentos de curetagem); verde (instrumentos de retropreenchimento e de obturação).

Instrumento de Incisão e Elevação

Os instrumentos utilizados para incisão e elevação incluem uma lâmina 15C e um cabo e elevadores periosteais de tecidos moles. A lâmina de bisturi ideal para a microcirurgia é a lâmina 15C, que é suficientemente pequena para manusear a papila interproximal, mas suficientemente grande para fazer uma incisão vertical de libertação num só golpe.

As micro-lâminas são úteis apenas quando os espaços interproximais são apertados. Os elevadores de tecidos moles foram concebidos para elevar a gengiva e o tecido do osso cortical subjacente com o mínimo de trauma para o tecido. Uma extremidade do instrumento tem um bico fino, afiado e triangular e a outra extremidade tem um bico afiado e arredondado que varia em tamanho. Ao contrário dos elevadores periosteais utilizados em periodontia, este novo desenho incorpora arestas e pontas finas que permitem que o tecido mole seja elevado do osso de forma limpa e completa.[14]

Instrumentos de retração de tecidos

Os novos retractores desenvolvidos para a microcirurgia eliminam muitas deficiências dos retractores tradicionais anteriores, que são basicamente inadequados para a microcirurgia.

Os retractores KimTrac (B&L Biotech) têm larguras mais variáveis do que outros retractores convencionais (de 8 mm a 14 mm em comparação com os convencionais de 10 mm). Os retractores KimTrac P1 e P2 têm asas para separar o tecido mole elevado da área da cirurgia e um protetor de plástico adicional para a elevação do tecido mole. O KimTrac pode ser utilizado com e sem um protetor de plástico. No entanto, o protetor de plástico é vantajoso, uma vez que garante uma retração fácil do retalho com uma visibilidade e acessibilidade ao campo operatório muito melhoradas. O protetor de plástico é vantajoso, uma vez que garante uma retração fácil do retalho com uma visibilidade e acessibilidade ao campo operatório muito melhoradas.

Graças à sua extremidade serrilhada, o KimTrac consegue fixar-se com precisão e estabilidade à placa óssea cortical, independentemente de as formas serem planas ou salientes.

Quando comparamos o KimTrac com outros retractores, verifica-se que tem um terço da espessura de outros retractores, o que o torna um retractor ideal para a utilização da técnica de sulcos ósseos na cirurgia posterior da mandíbula.

Os retractores Kim/Pecora (KP 1, 2 e 3) (Obtura/Spartan) também têm pontas mais largas do que os retractores convencionais (15 mm em comparação com 10 mm) e são 0,5 mm mais finos (Figura 2.9). As suas extremidades serrilhadas fixam os retractores firmemente ao osso. O retractor KP 4 é um retractor pequeno, para todos os fins, com as mesmas caraterísticas que os outros, mas com a largura padrão de 10 mm. As pontas do retractor KP são um modelo para a fadiga do assistente.

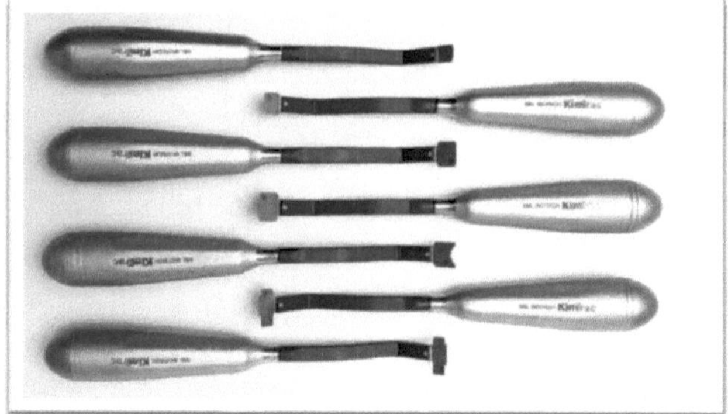

Figura 10: Instrumentos de retração de tecidos (KimTrac) com várias larguras e formas de boca de 8 a 14 mm. Estes retractores têm a lâmina serrilhada mais fina disponível

Instrumentos de osteotomia

Uma peça de mão cirúrgica de 45 graus com uma broca Lindemann é o instrumento de eleição para este procedimento (Brasseler NSK e Morita). Foi concebido para direcionar a água para a superfície de corte, canalizando-a ao longo da superfície da broca, enquanto o ar é ejectado pela parte de trás da peça de mão.

Isto reduz a possibilidade de enfisema e piemia e cria menos salpicos do que uma peça de mão convencional. A cabeça angular de 45 graus da peça de mão facilita o trabalho e a visualização de áreas de difícil acesso.

A broca de corte de osso Lindemann é utilizada para osteotomias e tem menos caneluras do que as brocas convencionais, o que resulta numa menor obstrução e calor de fricção e num corte mais eficiente. [14]

instrumentos de curetagem

A curetagem completa dos tecidos de granulação de um local de osteotomia é provavelmente a parte mais difícil da cirurgia. Os instrumentos de curetagem incluem curetas periodontais, curetas cirúrgicas e mini curetas endodônticas. A curetagem geralmente não é um procedimento microcirúrgico e qualquer cureta periodontal pode ser utilizada para esse fim.

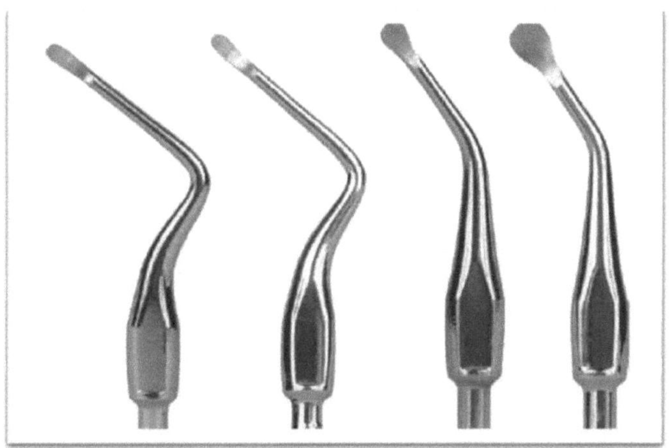

Figura 11;Retractores Kim/Pecora (KP). Da esquerda para a direita, retractores KP 1, KP 2, KP 3 e KP 4.

Instrumentos de inspeção

Os microespelhos estão disponíveis em muitas formas diferentes. É utilizado um microespelho retangular (2 mm, 3 m, 4 mm de largura) posicionado num ângulo de 45 graus em relação à raiz ressecada, de modo a refletir toda a superfície da raiz. Sem a capacidade de dobrar o pescoço do microespelho para acomodar o ângulo, a superfície da raiz ressecada não poderia ser vista clara ou completamente. Um espelho redondo tem uma utilização limitada numa superfície de raiz ressecada redonda.

Uma caraterística importante do colo do espelho é a flexibilidade. Uma necessidade que mostra um micromirror retangular posicionado num ângulo de 45 graus em relação à raiz ressecada, de modo a refletir toda a superfície da raiz. Sem a capacidade de dobrar o pescoço do microespelho para acomodar o ângulo, a superfície da raiz ressecada não poderia ser vista clara ou completamente.[14]

Unidades de ultra-sons e dicas para a preparação da extremidade da raiz

Anteriormente, os preparos cavitários de Classe I ou preparos cavitários do tipo slot eram preparados por uma peça de mão contra-ângulo em miniatura com pequenas brocas ou uma peça de mão reta de baixa velocidade. Utilizando este tipo de método, a preparação coaxial da extremidade da raiz ao longo do canal radicular não era possível. Além disso, causava perfurações frequentes no lado lingual da raiz.

Um dos avanços mais significativos na microcirurgia endodôntica é o instrumento ultrassónico piezoelétrico para a preparação da extremidade radicular.[15]

Unidades ultra-sónicas

As unidades ultra-sónicas criam vibrações na gama de 30 a 40 kHz, excitando cristais piezoeléctricos de quartzo ou cerâmica na peça de mão. A energia criada é transportada para a ponta de ultra-sons, produzindo vibrações para a frente e para trás num único plano. A irrigação contínua ao longo da ponta de corte arrefece a superfície e maximiza o desbridamento e a limpeza.

As três unidades ultra-sónicas mais utilizadas são o EMS, o Spartan (Spartan/Obtura) e o P-5 (Acteon). Como demonstrado aqui, é altamente recomendável ter uma unidade que tenha tanto o Piezotome para a preparação do sulco como a preparação ultra-sónica da extremidade radicular. Atualmente, o Acteon P-5 tem ambas as capacidades.

Pontas de ultra-sons

As primeiras pontas ultra-sónicas para cirurgia endodôntica foram as pontas Carr (CT 1-5) de aço inoxidável em 1990. Em 1999, a SpartanZObtura introduziu as pontas KiS (Kim Surgical). As pontas ultra-sónicas KiS têm uma melhor capacidade de corte e uma porta de irrigação mais eficiente. São revestidas com nitreto de zircónio e têm uma porta de irrigação perto da ponta em vez de ao longo do eixo e têm uma ponta de corte de 3 mm. Estas pontas cortam de forma mais rápida e suave e causam menos microfracturas devido ao melhor posicionamento da porta de irrigação.

A ponta KiS 1 tem um ângulo de 80 graus e tem 0,24 mm de diâmetro e foi concebida para os dentes anteriores e pré-molares mandibulares. A ponta KiS 2 tem um diâmetro mais largo e foi concebida para dentes mais largos (por exemplo, maxilares anteriores). A ponta KiS 3 foi concebida para os dentes posteriores. Tem uma dobra dupla e uma ponta com um ângulo de 75 graus para utilização no lado esquerdo do maxilar ou no lado direito da mandíbula. A ponta KiS 4 é semelhante à KiS 3, exceto que o ângulo da ponta é de 110 graus, para alcançar o ápice lingual das raízes dos molares. A ponta KiS 5 é a contraparte do KiS 3 para o lado direito maxilar e para o lado esquerdo mandibular. A ponta KiS 6 é a contraparte da ponta KiS 4.

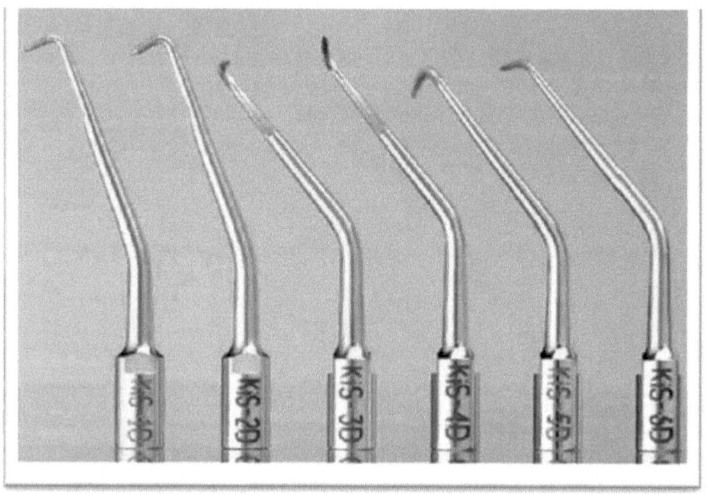

Figura 12 : Kis TIPS utilizado para a preparação da cavidade por ultra-sons.

Recentemente foram introduzidas as Jet Tips, disponíveis com pontas de 2 mm, 3 mm, 4 mm, 5 mm e 6 mm. Uma caraterística especial desta ponta é a microprojecção da superfície de corte, permitindo a remoção rápida e completa da guta-percha do canal. Possuem pontas ultra-sónicas dobráveis (B&L Biotech), que o operador pode dobrar em qualquer direção para um melhor acesso. As pontas JETips permitem a dobragem com um gabarito de dobragem de pontas que fornecerá um ângulo de ponta personalizado para satisfazer todas as necessidades microcirúrgicas.

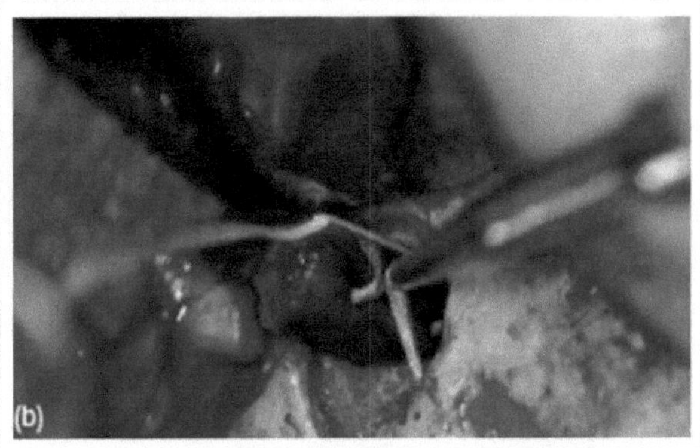
Figura 13: Pontas de jato

Irrigador Stropko

É um dispositivo útil que se adapta a uma seringa normal de ar/água e utiliza micropontas rombas de 0,5 mm de diâmetro. É fácil de utilizar e altamente eficaz para irrigar e secar retropreparações e superfícies radiculares ressecadas. Substitui a utilização de pontas de papel para secar a preparação.

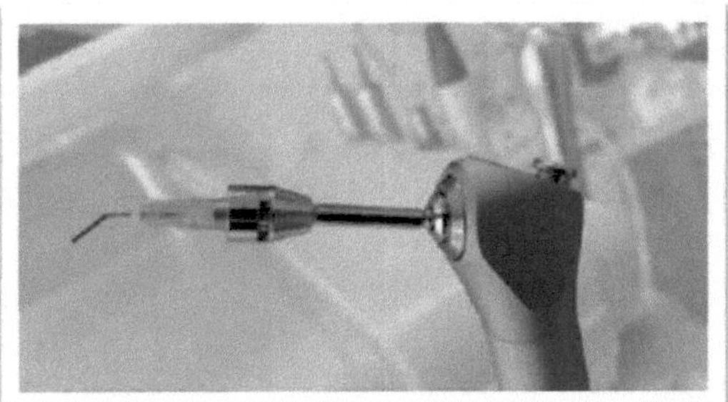
Figura 14: Irrigador Stropko

Instrumentos de microplugger

Após a colocação do MTA ou da massa biocerâmica no preparo da extremidade da raiz utilizando o escultor Lee, os materiais de preenchimento têm de ser condensados suavemente para preencher todo o comprimento do preparo da extremidade da raiz de 3 mm ou um comprimento superior. Este procedimento é efectuado utilizando microplugers, um fino com 2 mm de diâmetro e outro grosso com 4 mm de diâmetro, dependendo do tamanho do preparo do extremo da raiz.

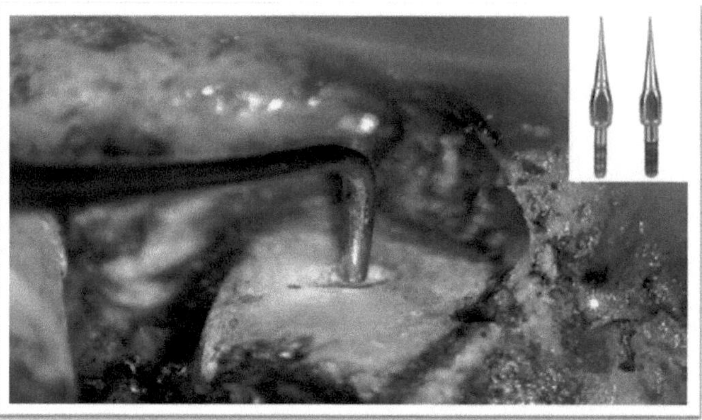

Figura 15: Esmeril grande para condensação de grandes áreas de preenchimento da extremidade da raiz; minirongeur para remoção do tecido de granulação da cripta óssea; lima de osso para alisar a superfície do osso e da raiz.

A microtesoura Laschal, ou qualquer tesoura de bico pequeno, e o porta-agulhas Castroviejo são utilizados para manusear suturas sintéticas 5-0 ou 6-0. As tesouras normais de bico grande não cortam suficientemente bem e são

demasiado grandes num ambiente microcirúrgico. O porta-agulhas Castroviejo
é mais pequeno e delicado.[14]

Antes do advento da microcirurgia, as suturas de seda 4-0 eram o padrão
para a cirurgia endodôntica, mas já não são recomendadas porque são
entrançadas e espessas, a placa bacteriana, os resíduos alimentares e as bactérias
acumulam-se facilmente nelas, resultando numa inflamação secundária no local
da sutura.

Para evitar esta inflamação e a cicatrização retardada associada, são
atualmente utilizadas suturas monofilamentares 5-0 e 6-0 de nylon ou
polipropileno. Recomenda-se a utilização de agulhas de sutura com uma secção
transversal triangular para facilitar a penetração no tecido e com curvaturas de
1/2 e 3/8.

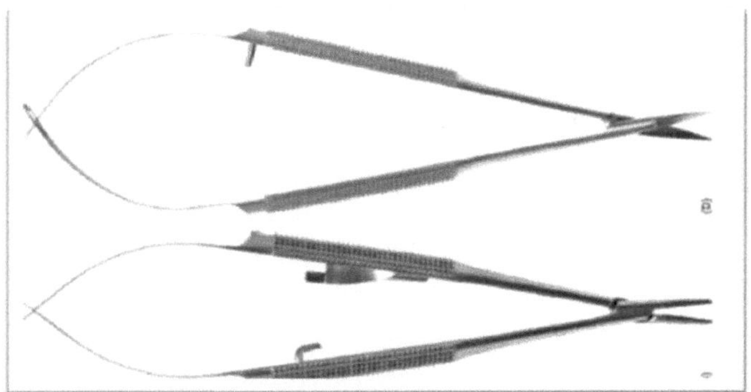

Figura16 (a) Suporte de agulha Castroviejo; (b) Tesoura Laschal para microssutura (Mt Kisko,
Nova Iorque).

Instrumentos diversos

São utilizados vários instrumentos diversos na microcirurgia endodôntica. Um polidor de bolas grande e uma lima de osso são utilizados para alisar a superfície do osso e da raiz e para moldar o material de aumento ósseo aos contornos ósseos. Um pequeno rongeur é utilizado para remover o tecido de granulação. Os bicos destes rongeurs são miniaturizados para se adaptarem às áreas de difícil acesso no interior da cripta óssea.[17]

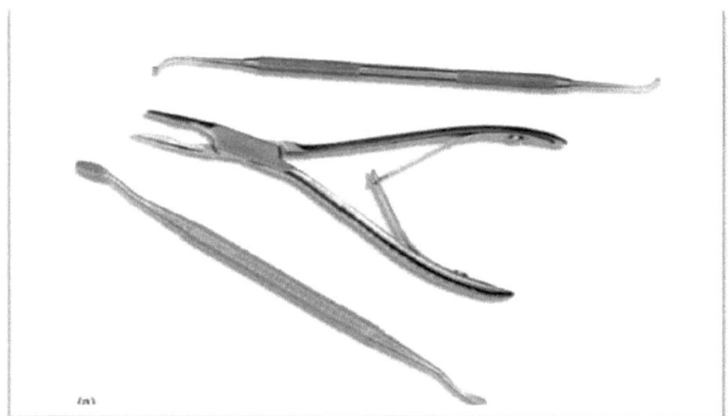

Figura 17: Lima de osso, rongeur de osso e polidor.

ANESTESIA E HEMOSTASE

A anestesia profunda e a hemostase eficaz são pré-requisitos para a microcirurgia. O principal objetivo dos anestésicos na medicina dentária clínica, em particular na endodontia, é a anestesia local. No entanto, na cirurgia endodôntica, a anestesia local tem dois objectivos distintos, a anestesia e a hemostase. Assim, é preferível uma concentração elevada de vasoconstritor contendo anestésico, como a epinefrina, para obter uma vasoconstrição eficaz para uma hemostase duradoura.

Para que a microcirurgia endodôntica seja bem sucedida, o cirurgião precisa de examinar a superfície da raiz em grande ampliação com o microscópio. É praticamente impossível fazê-lo sem uma hemostase eficaz. A solução anestésica de eleição para a cirurgia endodôntica é a Lidocaína 2% HCl com epinefrina 1:50 000. Esta concentração elevada de epinefrina é preferida para cirurgia porque produz uma vasoconstrição eficaz e duradoura através da ativação dos receptores α-adrenérgicos no músculo liso das arteríolas. Isto evita que o anestésico seja eliminado prematuramente pela microcirculação.

Em estudos sobre a eficácia da **lidocaína versus bupivicaína,** a lidocaína mostrou uma ação mais rápida no início da dormência labial, enquanto a bupivicaína resultou numa duração mais longa. No entanto, Gordon et al demonstraram que a bupivacaína diminui a dor durante um período de tempo substancialmente mais longo após extracções cirúrgicas.[16]

Armamentário

- Cirurgia mandibular: agulhas de calibre 27 (1 polegada e 158 polegadas)

- Cirurgia do maxilar: Agulhas de calibre 30 (1 polegada)

- Lidocaína a 2% com solução anestésica de epinefrina 1:50 000

- Micro pinças

- Pastilhas de epinefrina (Racellets)

- Solução de sulfato férrico (Cutrol ou Stasis)

- Dispositivo DentalVibe (DentalVibe Inc.)

Epinefrina

A epinefrina liga-se aos receptores adrenérgicos α-1, α-2, β-1 e β-2. Pode causar vasoconstrição ou vasodilatação, dependendo dos receptores a que se liga; os receptores α-1, α-2 e β-1 são responsáveis pela vasoconstrição, enquanto os receptores β-2 desencadeiam a vasodilatação. A epinefrina causa predominantemente vasoconstrição nos tecidos orais, estimulando os receptores α ligados à membrana no músculo liso vascular.

Uma fonte de controvérsia duradoura em medicina dentária é o potencial da epinefrina para causar efeitos sistémicos quando utilizada em quantidades relativamente pequenas para anestesia local. Foi demonstrado que a epinefrina administrada por via submucosa provoca pouca ou nenhuma resposta do sistema cardiovascular. No entanto, quando uma dose idêntica é injetada diretamente na corrente sanguínea, a frequência cardíaca, o volume sistólico e, consequentemente, o débito cardíaco aumentam.

Para evitar esta ocorrência, deve ser sempre utilizada uma seringa de aspiração para garantir que a epinefrina não é injectada acidentalmente na corrente sanguínea. Praticamente todos os efeitos adversos associados à epinefrina dependem da dose e da via de administração. Uma dose elevada injectada na corrente sanguínea pode ser fatal.

Tabela 6: Dosagens máximas de epinefrina

Epinephrine Maximum Dosages				
mg/ml	parts/thousand	mg	ml	#cartridges
0.02	1:50 000	0.2	10	$5\frac{1}{2}$
0.01	1:100 000	0.2	20	11
0.005	1:200 000	0.2	40	22

Um campo seco é um requisito para uma microcirurgia apical bem sucedida. O efeito de vasoconstrição da epinefrina 1:1.00.000 não proporciona um nível suficiente de hemostase, o que significa que o cirurgião tem de parar o procedimento repetidamente para controlar a hemorragia. Isto é frustrante e consome muito tempo.

Buckley et al (1984) e colaboradores forneceram fortes provas da necessidade de uma concentração mais elevada num estudo clínico de 10 doentes que necessitavam de cirurgia periodontal bilateral do quadrante posterior. Ocorreu quase o dobro da perda de sangue quando os pacientes foram anestesiados com epinefrina 1:1,00,000 em comparação com epinefrina 1:50,000. Estes investigadores observaram ainda que a redução da perda de sangue com epinefrina 1:50.000 mantinha o local da cirurgia mais seco, reduzindo o tempo de operação. A hemostasia pós-operatória também foi melhor.

Noutro estudo utilizando uma população clínica, não foi encontrada qualquer correlação entre a administração de epinefrina 1:50 000 e as leituras da pressão arterial e do pulso durante a cirurgia periapical. A maioria dos pacientes teve aumentos transitórios e estatisticamente insignificantes na frequência de pulso 2 minutos após a injeção. A frequência voltou ao normal em poucos minutos. [23]

Fase pré-cirúrgica

Administração de anestésico local

Qualquer procedimento endodôntico requer uma anestesia local adequada, mas com a cirurgia endodôntica a hemostase torna-se ainda mais importante. Quando utilizados corretamente, os anestésicos locais conseguem atingir ambos os objectivos. É importante preparar o paciente para a anestesia e pode reduzir significativamente a ansiedade do paciente.

O primeiro passo consiste em tranquilizar o paciente de que tudo será feito da forma mais confortável possível. De seguida, aplica-se um anestésico tópico, Lidocaína pomada USP, 5%, durante um mínimo de 1 a 2 minutos. Foi demonstrado que um doente inadequadamente anestesiado produz consideravelmente mais catecolaminas endógenas em resposta ao desconforto do que as contidas na solução anestésica e que uma hemostase inadequada conduz a um procedimento prolongado e difícil de controlar.

Uma doença cardiovascular não contra-indica automaticamente a utilização de anestésicos que contenham epinefrina. A consulta com um médico deve ser efectuada para aliviar quaisquer preocupações que o doente possa ter. [24]

Técnicas de injeção

A única forma de estabelecer a hemostase é administrar o vasoconstritor diretamente no local da cirurgia, embora se tenha demonstrado que um bloqueio do nervo alveolar inferior reduz o fluxo sanguíneo para a infiltração lingual para aumentar o efeito vasoconstritor no local da cirurgia. Qualquer que seja a técnica de injeção utilizada para a anestesia, a infiltração no local da cirurgia é sempre necessária para a hemostase.

A hemostase adequada pode ser conseguida através da injeção de uma solução anestésica contendo vasoconstritor nos tecidos sub mucosos no local da cirurgia, pelo menos 20-30 minutos antes da incisão. A injeção nos tecidos moles ou ósseos após a incisão é inútil porque os potentes neuropeptídeos de vasodilatação no local da incisão anulam qualquer efeito vasoconstritor.

Os locais de infiltração para a anestesia estão no tecido conjuntivo frouxo da mucosa alveolar perto dos ápices radiculares. A injeção nos tecidos supraperiosteais mais profundos sobre o osso basal, em vez de no osso alveolar, pode não proporcionar um controlo hemostático no local da cirurgia, podendo, em vez disso, depositar o anestésico no músculo esquelético. Dado que o músculo esquelético tem uma predominância de receptores β-2, a injeção de epinefrina nesses locais produz vasodilatação em vez de vasoconstrição, pelo que deve ser evitada.

Se o anestésico for injetado no músculo, a hemostase é inadequada e ocorre uma absorção mais rápida do anestésico e do vasoconstritor, aumentando o potencial de hemorragia substancial.

A injeção tem de ser lenta e controlada. A injeção rápida produz uma acumulação localizada de solução, resultando numa difusão tardia e limitada nos tecidos adjacentes e num contacto superficial mínimo com os canais microvasculares e neurais. [24]

Anestesia tópica

A maioria dos anestésicos tópicos disponíveis é constituída por benzocaína a 20%. A pomada de lidocaína a 5% ou a pasta EMLA (2,5% cada de lidocaína e prilocaína) são comprovadamente uma anestesia tópica mais potente. São aplicadas no local da injeção com uma compressa de algodão durante 1-2 minutos.

Para uma injeção palatina, o anestésico tópico deve ser coberto com gaze ou, em alternativa, pode ser aplicado um penso de epinefrina.

Técnicas adicionais

Grande parte do desconforto da injeção provém da expansão do tecido à medida que a solução anestésica é injectada, e não da agulha em si. As mais dolorosas que administramos são as infiltrações palatinas, uma vez que a mucosa palatina é muito espessa e existe pouco espaço entre a mucosa e o osso palatino.

Existem vários dispositivos novos disponíveis que ajudam a proporcionar o conforto de uma injeção, especialmente as injecções no palato.

O sistema de conforto de injeção DentalVibe é um dispositivo portátil que pode ser útil para reduzir o desconforto e a ansiedade associados à anestesia dentária. É do tamanho de uma escova de dentes eléctrica que produz oscilações para disfarçar a dor da injeção.

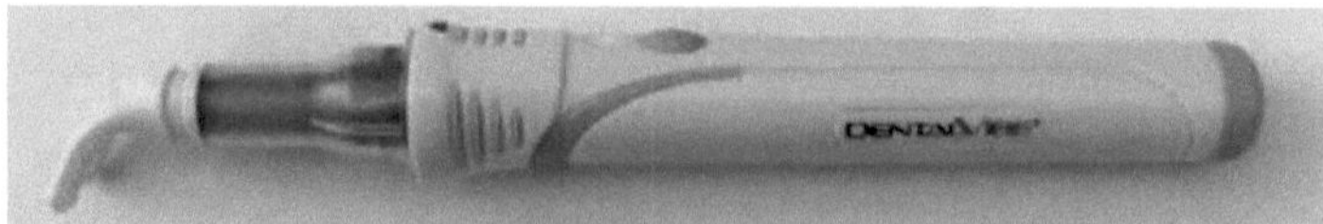

Figura21: Sistema de Conforto por Injeção Dentalvibe.

O sistema de anestesia de dente único STA baseia-se na administração de anestesia local controlada por computador e pode também ser útil para minimizar o desconforto de uma injeção.

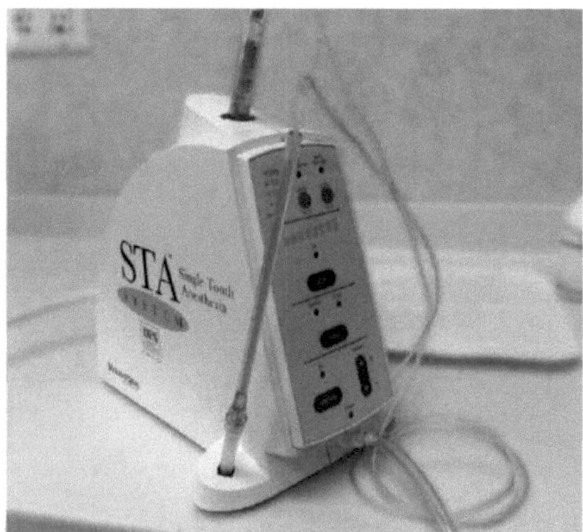

Figura22: Anestesia de um único dente em STA

Se o doente estiver muito ansioso, o cirurgião pode considerar a utilização de óxido nitroso em conjunto com um anestésico local. Isto assegura um maior conforto e cooperação por parte do doente.

Anestesia dos maxilares

A infiltração local na prega mucobucal sobre o ápice da raiz e nas áreas mesial e distal adjacentes é a anestesia mais eficaz para os dentes maxilares. Para cirurgia em dentes anteriores, um bloqueio suplementar do nervo.

Utilização do DentalVibe na infiltração palatina - Pode ser administrado perto do forame incisivo para bloquear o nervo nasopalatino. A melhor técnica para esta injeção dolorosa é esperar que a infiltração bucal faça efeito e depois injetar diretamente na papila entre os dois incisivos centrais, avançando do tecido bucal para o palatino. Após 1 ou 2 minutos, a infiltração no forame incisivo deve ser muito mais confortável para o doente.

Para a cirurgia no quadrante posterior, o anestésico é injetado perto do forame palatino maior para bloquear o nervo palatino maior. Se o doente tiver um grande inchaço na região dos cúspides e dos pré-molares, uma injeção de bloqueio orbital inferior pode ser eficaz para obter uma anestesia completa e profunda nesta área.

Após a aplicação do anestésico tópico, um carpule completo (1,8 ml) é injetado na zona apical do dente e meio carpule (0,9 ml) é injetado nas zonas apicais adjacentes. Cerca de meio carpule (0,9 ml) é injetado no palato. As injecções devem ser administradas lentamente. Utiliza-se uma seringa de aspiração com uma agulha curta de 1 polegada de calibre 30 para evitar que a solução anestésica seja injectada num vaso sanguíneo. Após um período de espera de 20 a 30 minutos, verificar se o efeito anestésico se dissipou.

Por conseguinte, pode ser administrada uma injeção suplementar de meio carpule para tranquilizar o doente. [19]

Anestesia mandibular

O método mais eficaz é o bloqueio dos nervos mandibular e bucal com uma infiltração suplementar na prega mucobucal e na mucosa lingual.

Um carpule de solução de HCl de lidocaína a 2% (xilocaína) com epinefrina 1:50 000 é administrado com uma agulha de 27 gauge, longa, de 15/8 polegadas, numa seringa de aspiração.

Os estudos não demonstraram qualquer diferença no sucesso dos bloqueios mandibulares entre os vários tipos de anestésicos locais. Após o bloqueio mandibular, deve ser injetado outro carpule na prega mucobucal, por vestibular e lingual do dente. Após 10 minutos, é efectuada outra injeção de infiltração de meio carpule.[25]

Cirurgia bilateral da mandíbula

Quando se opera em ambos os lados da mandíbula, por exemplo, em múltiplos dentes anteriores, não é aconselhável administrar um bloqueio mandibular bilateral para evitar complicações pós-operatórias devido à perda completa de sensibilidade na mandíbula. Como alternativa, pode ser utilizado um bloqueio do nervo mental num ou em ambos os lados.

Após a aplicação do anestésico tópico, a agulha de 30 gauge e 1 polegada é dobrada quase 90 graus e a agulha é inserida lentamente em direção ao forame mental, partindo do aspeto distal para o aspeto mesial do forame. Manter o dedo sobre o forame enquanto se avança com a agulha serve de guia útil. O anestésico deve ser depositado na proximidade do forame. Deve ter-se o cuidado de não entrar no forame para evitar traumatizar o nervo mental.[25]

Fase cirúrgica

A hemostase eficaz é extremamente importante durante a microcirurgia endodôntica, para que o cirurgião possa identificar os pontos de referência anatómicos. É essencial que o cirurgião espere 20-30 minutos antes de iniciar a microcirurgia endodôntica. Este tempo é essencial para que o anestésico seja filtrado para o espaço medular da mandíbula, para contrair os vasos localizados no espaço, estabelecendo a hemostase. A prioridade, portanto, é controlar eficazmente a hemorragia no local da osteotomia e no interior da cripta óssea. Se a hemorragia persistir, devem ser considerados hemostáticos tópicos.

Agentes hemostáticos tópicos

Existem muitos tipos de agentes hemostáticos disponíveis. De todos os agentes hemostáticos acima referidos, os dois mais recomendados são os granulados de epinefrina e o sulfato férrico.

a) Pellets de epinefrina

Os Racellets são pellets de algodão que contêm epinefrina racémica. A quantidade de epinefrina em cada pellet varia de acordo com o número na caixa. Os pellets Racellet #3 contêm uma média de 0,55 mg de epinefrina racémica e os pellets

Racellet #2 contêm 0,2 mg. Foi demonstrado que o Racellet #2 não alterou a frequência de pulso do doente quando pressionado na cavidade óssea durante 4 minutos. Este resultado é plausível porque a epinefrina aplicada topicamente provoca uma vasoconstrição local imediata com uma absorção mínima na circulação sistémica.

É colocada uma pastilha de racellet na cavidade óssea e compactada solidamente contra a parede da osteotomia. São colocadas várias outras pastilhas, uma a uma, sobre a primeira pastilha, preenchendo toda a cripta óssea. Aplica-se pressão sobre estas pastilhas durante 1-2 minutos com um instrumento rombo.

Esta técnica consegue estancar mesmo as hemorragias mais persistentes. Para evitar a reabertura dos vasos rompidos, deve ter-se o cuidado de deixar a pastilha de epinefrina no interior da osteotomia. A combinação de epinefrina e pressão tem um efeito sinérgico, resultando numa profunda vasoconstrição na cripta óssea. A

A pastilha de epinefrina deve ser removida antes da irrigação final e do encerramento do local da cirurgia.[26,27,28]

b) Sulfato férrico

O sulfato férrico é um agente hemostático que tem sido utilizado há muito tempo em dentisteria de restauração.

O sulfato férrico tem efeitos hemostáticos através de uma reação química com o sangue. Embora o seu mecanismo ainda não seja claro, a aglutinação das proteínas do sangue resulta da reação do sangue com os iões férrico e sulfato e do pH ácido (0,21) da solução. As proteínas aglutinadas formam tampões que ocluem os orifícios capilares. O sulfato férrico é um excelente agente hemostático de superfície na placa bucal para hemorragias pequenas e lentas. É facilmente aplicado e facilmente removido por irrigação.

O líquido amarelo pálido transforma-se num coágulo castanho-escuro ou castanho-esverdeado em contacto com o sangue e a epinefrina. As diferenças de cor são úteis para identificar a origem de quaisquer hemorragias persistentes. Estão disponíveis muitas soluções de FS, incluindo Cutrol (50% FS), Monsel Sol (70% FS) e Stasis (21% FS). Quando deixado in situ no local da cirurgia, verificou-se também que o FS danifica o osso e atrasa a cicatrização quando utilizado em grandes quantidades. No entanto, quando o coágulo de FS é completamente removido e o local da cirurgia é cuidadosamente irrigado com solução salina antes do encerramento, não ocorrem reacções adversas. O FS é utilizado para pequenas hemorragias dentro ou à volta do local da osteotomia. A hemostase completa é absolutamente crítica durante o retropreenchimento. A escovagem com sulfato férrico na superfície bucal à volta da cripta óssea, imediatamente antes da colocação do material de retropreenchimento, assegura a hemostase.[25,26,27]

TABELA 7 : Agentes hemostáticos comuns utilizados em cirurgias endodônticas.

Haemostatic agents	
Haemostatic agent	**Action**
Collagen-based products	Stimulate platelet adhesion and aggregation
Surgicel - regenerated cellulose	Acts like a coagulum plug - sticky when in contact with blood. No enhanced effect on clotting cascade Remains in wound with little evidence of resorption at 120 days. pH of 3 - can retard healing
Gelform	Gelatine-based sponge, water insoluble, resorbable Stimulates intrinsic clotting pathway
Bone wax	Plugs all vascular openings – no effect on clotting mechanisms 88% beeswax & 12% isopropyl palmitate – non-absorbable Retards bone healing, initiates a foreign body reaction, inflammation and increases risk of infection Must be removed after root end filling and before closure of the surgical site
Ferric sulphate	Good haemostasis via chemical reaction with the blood Concentration of 35-72% - necrotising agent with low pH Must remove coagulum to avoid foreign body reaction and negative effects on osseous healing Can cause acute inflammation and necrosis of the

	surrounding soft tissues Can be cytotoxic (although it is not absorbed systemically as the coagulum formed blocks the vasculature)
Calcium sulphate	Plaster of Paris – biologically compatible, inexpensive, sterilisable (30 seconds in microwave on high setting or in oven for 1 hour at 200 °F), sets fast, easy to remove after use Acts like a physical barrier, does not affect healing or cementum formation Place in bony crypt, allow setting, partly carving away excess to get access to root tip After apicectomy the calcium sulphate can be removed or left *in situ*
Thrombin	Dry powder formed from bovine prothrombin Direct effect on fibrinogen Expensive and difficult to handle and deliver to a wet site
Adrenaline impregnated pellets	Effect is topical - contains 0.45-0.55 mg racemic adrenaline Simple and easily available Remove granulation tissue, apply pellet and pack with sterile cotton wool pellets. Place pressure for 2-4 minutes. Remove the cotton pellets but not the adrenaline impregnated pellet Retention of cotton fibres in the surgical site can impair

	healing by causing inflammation and foreign body reaction
'Touch and heat'	At highest setting to cauterise blood vessels

Fase pós-cirúrgica

A hemostase tem de ser mantida mesmo após a cirurgia. Para ajudar a estabilizar o retalho e a manter a hemostase, depois de o retalho ter sido suturado, coloca-se uma gaze esterilizada húmida sobre as suturas. A gaze deve ser mantida na prega mucobucal durante, pelo menos, 30 minutos e deve ser aplicado frequentemente um saco de gelo na bochecha.

O doente deve ser alertado para a possibilidade de uma hemorragia de ressalto no local da cirurgia, mesmo horas após a operação. Se tal acontecer, o doente deve colocar um saco de chá molhado no local da cirurgia e aplicar suavemente um saco de gelo na bochecha afetada. O ácido tânico do chá é um adstringente. Combinado com uma ligeira pressão e com a vasoconstrição periférica provocada pelo saco de gelo, deverá estancar a hemorragia. Quando se tratam mulheres idosas (SO- 70 anos) de pele branca, especialmente, devem ser alertadas para a possível descoloração do lado ipsilateral do local da cirurgia no pós-operatório. Este fenómeno pós-operatório é designado por equimose e desaparece em 2-3 semanas, não havendo complicações associadas a esta descoloração.

AVALIAÇÃO PRÉ-OPERATÓRIA

As revisões sistemáticas de **Del Fabbro et al.** (2008) e **Torbinejad et al.** (2009) compararam as taxas de sucesso do tratamento endodôntico não cirúrgico e cirúrgico. Esses resultados devem ser interpretados com cautela, pois são influenciados pela seleção de casos e pelos critérios de inclusão do estudo. Os casos tratados cirurgicamente parecem apresentar taxas de sucesso mais altas após um ano. Nas situações em que o tratamento endodôntico cirúrgico é necessário, as evidências sugerem que uma abordagem moderna do procedimento produz melhores resultados. Uma meta-análise comparou os resultados da cirurgia tradicional de extremidade radicular (TRS) com a microcirurgia endodôntica (EMS). As taxas de sucesso combinadas ponderadas foram de 59% (IC 95% 55-63%) para a TRS em comparação com 94% (IC 95% 89-98%) para a EMS, o que constitui uma diferença estatisticamente significativa. A orientação da Associação Americana de Endodontistas sobre o tratamento endodôntico cirúrgico (AAE 2010) e as Diretrizes do Royal College of Surgeons of England para Endodontia Cirúrgica (RCS 2012) favorecem o tratamento endodôntico microcirúrgico.

Contra-indicações absolutas para a microcirurgia endodôntica, no entanto, devem ser consideradas as seguintes[18]

1. Factores do doente, incluindo a presença de doença sistémica grave e considerações psicológicas.

2. Factores dentários, incluindo:

• Configurações ósseas ou radiculares invulgares

- Falta de acesso cirúrgico

- Possível envolvimento de estruturas neurovasculares e do seio maxilar.

- Quando o dente é posteriormente não restaurável

- Quando o tecido de suporte é deficiente

- Mau estado geral da boca.

3. A competência, a formação, as instalações disponíveis e a experiência do operador também devem ser consideradas.

TABELA 5 - Factores a considerar na avaliação da aptidão do doente para a

cirurgia endodôntica

Factor	Related considerations
Ability to tolerate treatment	Patient's cooperation Patient's anxiety Will it be possible to complete treatment?
Medical history	Heart conditions – surgery usually requires more LA with adrenaline Elderly patients on numerous medications – cannot metabolise and excrete medication as efficiently (consider even when giving LA and analgesics) Anticoagulant therapy for example, Warfarin (check INR) – do not stop medication, optimise local measures for haemostasis Aspirin – do not stop medication, use local measures for haemostasis Ginkgo biloba, ginger, garlic, ginseng, feverfew, and vitamin E inhibit platelet aggregation Bleeding disorders

	Impaired liver function (secondary to alcohol consumption or drug abuse) can predispose patient to excessive bleeding during surgery Patients who have undergone radiotherapy to the region Patients on oral and IV bisphosphonates
Quality of existing root filling	Well condensed Within 2 mm of radiographic apex Presence of technical errors (Completed under good isolation with appropriate irrigants?)
Quality of coronal restoration	Signs of leakage – poor margins, caries, decementation
Access to surgical site	Can the surgical site be visualised (under operating microscope) Can instruments reach site and be used in the correct way? Adjacent structures: mental nerve, ID nerve, lingual nerve (flap design and relieving incision, when retracting soft tissues), maxillary sinus and anterior palatine artery Access to lateral lesions especially if slightly lingually or palatally placed Accessing palatal roots – approaching palatally can make instrumentation difficult (high vaults are better than shallow flat palates). Access to upper anterior teeth is easier – be aware of long roots

	combined with a shallow vestibule Apicectomy of lower anterior teeth – lingual root inclination, shallow vestibule, prominent mental protuberance and proximity to adjacent teeth

Avaliação clínica

Exame oral suplementar

Deverá ser efectuado um exame exaustivo, tendo em conta, nomeadamente

- Gânglios linfáticos regionais

- inchaço

- Abertura da boca.

Exame intra-oral

Deve incluir:

- Estado geral da boca

- Presença de infeção local, inchaço e tractos sinusais

- Presença, quantidade e qualidade de restaurações, cáries e fissuras

- Qualidade de quaisquer restaurações de gesso (adaptação marginal, estética e historial de cimentação)

- Estado periodontal, incluindo a presença de profundidades de sondagem aumentadas isoladas
- Relação oclusal - o dente é uma unidade funcional ou tem potencial para funcionar?

- Testes de sensibilidade e de percussão do dente suspeito, dos dentes adjacentes e do seu parceiro contra-lateral.[19]

Avaliação radiológica

Embora uma vista periapical paralela de cone longo dos dentes e das estruturas adjacentes forneça um bom rendimento de diagnóstico, podem ser obtidas mais informações (por exemplo, morfologia da raiz em dentes multirradiculares ou quando se suspeita de perfuração por um poste) tirando radiografias periapicais adicionais em ângulo (horizontal/vertical).

Pelo menos 3 mm dos tecidos para além do ápice das raízes devem ser avaliados radiograficamente. Se se suspeitar de uma lesão perirradicular de grandes dimensões, podem ser necessárias outras radiografias, como um pantomograma dentário ou vistas oclusais. Se estiver presente um trato sinusal, deve ser tirada uma radiografia com um cone de guta-percha no local para delinear o trato.

A radiografia deve mostrar todas as raízes, toda a extensão de qualquer lesão associada, quaisquer corpos estranhos e estruturas anatómicas locais, como o canal dentário inferior, o forame mental, o canal incisivo ou o seio maxilar.

Para lesões grandes em que mais de um dente parece estar implicado, é essencial efetuar testes de sensibilidade nos dentes adjacentes antes da cirurgia. Se for necessário efetuar um tratamento endodôntico não cirúrgico para dentes adjacentes não vitais, a necessidade de cirurgia endodôntica deve ser reconsiderada depois de se dar tempo para que os sinais de cicatrização se tornem aparentes. Se a lesão persistir sem sinais de melhoria, a endodontia cirúrgica pode ser considerada.[19]

Tomografia Computorizada de Feixe Cónico em Microcirurgias

O advento da TCFC tornou possível a visualização da relação das estruturas anatómicas em três dimensões. A decisão de solicitar um exame de TCFC deve basear-se na história e no exame clínico do paciente e ser justificada numa base individual, demonstrando que os benefícios para o paciente superam os potenciais riscos de exposição aos raios X (Associação Americana de Endodontistas, Academia Americana de Radiologia Oral e Maxilofacial 2011).

Assim que uma intervenção cirúrgica é planeada, o software permite ao médico fazer todas as medições necessárias, como por exemplo, onde iniciar a osteotomia se não estiver presente uma fenestração óssea, utilizando o comprimento da raiz e a espessura do osso cortical. Isto encurta a duração da cirurgia, tornando-a num procedimento preciso, bem direcionado e previsível. É possível identificar pontos de referência importantes e evitar complicações, como a proximidade do forame mental, do canal mandibular, da cavidade sinusal, da proximidade de dentes vitais vizinhos, etc. A intervenção cirúrgica é uma necessidade nos casos que estão a ser tratados por defeitos de reabsorção externa. A TCFC é insubstituível em casos como este, porque permite ao médico ver se existe um acesso adequado para abordar o defeito, se o dente necessita de um canal radicular para além da reparação da reabsorção e se o dente é recuperável se o defeito for completamente removido. Aplicações semelhantes da CBCT aplicam-se a casos que necessitam de reparação de erros iatrogénicos, como perfurações, limas separadas, etc. Podem ser aplicadas melhorias, incluindo a ampliação do zoom, ajustes de janela/nível e anotação de texto ou seta. Os algoritmos de medição orientados por cursor fornecem ao médico uma capacidade interactiva para avaliação dimensional em tempo real. As medições no ecrã estão isentas de distorção e ampliação. Uma vez que a aquisição ocorre inatamente como dados volumétricos 3-D de alta resolução e pode ser apresentada como imagens interactivas, a tecnologia CBCT proporciona ao médico uma visualização sem paralelo das relações e limites frequentemente complexos entre os dentes e a patologia associada e as caraterísticas anatómicas no alvéolo e nos maxilares, como o seio maxilar e o canal e forame mandibulares.

A utilização da CBCT em endodontia destina-se à avaliação e tratamento de condições endodônticas complexas, tais como:

• Identificação de anomalias do sistema de canais radiculares e determinação da curvatura radicular.

• Diagnóstico de patose periapical dentária em pacientes que apresentam sinais e sintomas clínicos contraditórios ou inespecíficos, que têm sintomas mal localizados associados a um dente não tratado ou previamente tratado endodonticamente sem evidência de patose identificada por imagiologia convencional e em casos em que é necessária a sobreposição anatómica de raízes ou áreas do esqueleto maxilofacial para realizar procedimentos específicos.

• Diagnóstico de pathosis de origem não endodôntica, a fim de determinar a extensão da lesão e o seu efeito nas estruturas circundantes.

• Avaliação intra ou pós-operatória de complicações do tratamento endodôntico, tais como material de obturação do canal radicular excessivamente estendido, instrumentos endodônticos separados, identificação de canais calcificados e localização de perfurações.

• Diagnóstico e tratamento de traumatismos dentoalveolares, especialmente fracturas radiculares, luxação e/ou deslocação de dentes e fracturas alveolares.

• Localização e diferenciação da reabsorção radicular externa da interna ou da reabsorção cervical invasiva de outras condições, e determinação do tratamento e prognóstico adequados.

• Planeamento pré-cirúrgico do caso para determinar a localização exacta do ápice/ápices radiculares e para avaliar a proximidade das estruturas anatómicas adjacentes.

Os maiores obstáculos à utilização de exames de TC numa prática endodôntica têm sido a grande dose de radiação para o doente. O elevado custo do exame, juntamente com uma dose muito elevada de radiação, não se traduzem numa relação risco-benefício aceitável para o doente. No entanto, é evidente que existem muitas situações específicas em que as imagens 3D produzidas pela CBCT facilitam o diagnóstico e influenciam o tratamento. A utilidade da TCFC não pode ser contestada. É uma modalidade de imagiologia valiosa para tarefas específicas, produzindo uma exposição mínima à radiação para o doente e fornecendo o máximo de informação ao médico.

Assim, é necessário um diagnóstico e uma avaliação pré-operatória corretos para obter um melhor resultado e uma cicatrização adequada dos tecidos. A escolha do caso pelo médico e a avaliação correta das estruturas vitais podem levar a um bom prognóstico da cirurgia.[21,22]

Pré-medicação

Agentes anti-inflamatórios - o ibuprofeno 800 mg pode ser administrado imediatamente antes da cirurgia para melhorar a resposta anti-inflamatória.

Tranquilizantes

Antibióticos - a profilaxia antibiótica deve ser seguida de acordo com as recomendações da AHA.
Pode ser administrada amoxicilina 500 mg ou clindamicina 300 mg

Bochecho antibacteriano - Gluconato de clorexidina 0,12% ou Peridex podem ser administrados antes da cirurgia para reduzir a microflora oral.[21,22]

DESENHO DA ABA

A cirurgia endodôntica requer, em primeiro lugar, a exposição do osso que cobre a ponta da(s) raiz(es) e, em seguida, a revelação da extremidade da raiz. Para aceder ao osso, tem de ser levantado um retalho de espessura total. Este inclui um retalho de tecido mole, que consiste em tecido gengival e mucoso, bem como periósteo. Podem ser selecionados vários modos de incisões, incluindo incisões horizontais, sulculares e submarginais, e incisões de libertação verticais para mobilizar o retalho.[28]

A grande variedade de desenhos de retalhos reflecte o número de variáveis a considerar antes de escolher um retalho adequado. Como as condições variam de acordo com cada paciente e situação específica, será sempre necessário selecionar o melhor desenho de retalho para cada caso, como os retalhos mucoperiósteos marginais com uma (retalho triangular) ou duas (retalho trapezoidal ou retangular) incisões verticais libertadoras, os retalhos mucoperiósteos submarginais com a incisão horizontal dentro da gengiva anexa e a sua modificação e o retalho semi-lunar.

O desenho correto do retalho e a gestão dos tecidos moles são importantes para realizar adequadamente a microcirurgia endodôntica. Os principais objectivos do desenho e elevação do retalho são proporcionar um acesso cirúrgico adequado ao osso subjacente e à estrutura radicular e promover uma cicatrização dos tecidos moles sem cicatrizes. Este procedimento deve evitar qualquer dano às entidades anatómicas adjacentes. A estética e a função são dois conceitos importantes em medicina dentária e também orientam o desenho do retalho e a gestão dos tecidos moles na endodontia cirúrgica.[29]

Armamentário

- Lâminas cirúrgicas 15C, BB369

- Cabo de bisturi

- Pinça para tecidos

Na endodontia cirúrgica existem duas categorias principais de retalhos:

1. Um retalho orientado para a estética a ser realizado na região anterior da boca que consiste numa incisão submarginal horizontal juntamente com uma ou duas incisões verticais de libertação.

2. Um retalho orientado para a função a realizar na região posterior da boca, ou quando indicado de outra forma, que consiste numa incisão sulcular horizontal juntamente com uma ou duas incisões verticais de libertação.

A cirurgia em dentes anteriores, devido à posição das raízes e dos ápices radiculares, depende de um acesso direto e simples à lesão apical. Além disso, a estética do tecido mole torna-se uma prioridade. Na região dos molares, a estética dos tecidos moles desempenha um papel secundário, sendo que o foco é um acesso cirúrgico conveniente e adequado aos ápices radiculares que permita uma cirurgia endodôntica mais rápida e sem complicações.[30]

Contorno da aba

Existem quatro modelos principais de retalho na microcirurgia endodôntica:

1. Retalho retangular submarginal.

2. Retalho triangular submarginal.

3. Retalho retangular sulcular.

4. Retalho triangular sulcular.

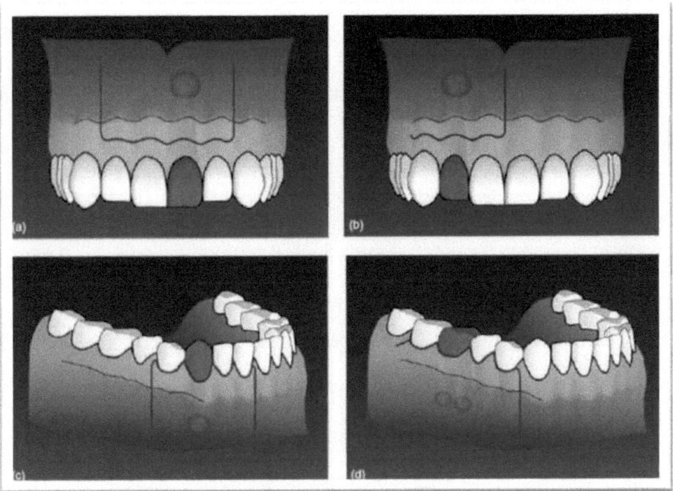

Figura 13: Desenhos actuais de retalhos em microcirurgia endodôntica: (a) retalho retangular submarginal; (b) retalho triangular submarginal; (c) retalho retangular sulcular; (d) retalho triangular sulcular.

O contorno do retalho, seja retangular ou triangular, depende principalmente do comprimento das raízes, da proximidade de estruturas anatómicas e da conveniência de alcançar a área apical do dente ou dentes tratados.

O **retalho retangular** consiste em duas incisões verticais de libertação, que são geralmente colocadas um dente mesial e distal ao dente tratado. O retalho retangular é geralmente utilizado quando um ou mais dentes na região anterior estão a ser tratados ou quando existe uma raiz muito longa, como um canino superior.

O tipo de retalho **submarginal retangular** é geralmente indicado quando as preocupações estéticas desempenham um papel primordial, como na presença de dentes anteriores suportados por coroas. O retalho submarginal horizontal A presença de coroas totais de cerâmica em dois dentes anteriores indica a necessidade de uma incisão de retalho retangular submarginal é realizada dentro da gengiva anexa. Para avaliar corretamente a gengiva aderida, é aconselhável realizar a sondagem periodontal dos dentes envolvidos após anestesia local. Quando os tecidos moles estão corretamente anestesiados, a profundidade do sulco gengival e as dimensões da gengiva aderente podem ser avaliadas com maior precisão.

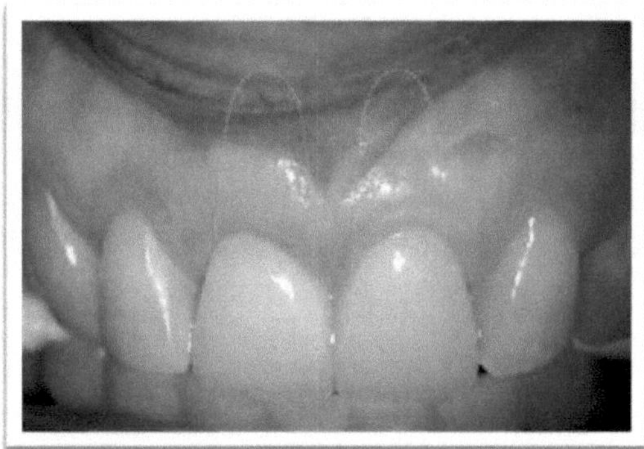

Figura 24: Necessidade de retalho retangular submarginal.

O desenho do retalho submarginal triangular é indicado para o tratamento de dentes anteriores coroados com raízes curtas. O retalho triangular é utilizado quando a região apical do dente tratado pode ser convenientemente alcançada através de incisão com apenas um corte vertical. Quando o retalho intrasulcular é adequadamente incisado e reposicionado, a sua cicatrização depende da intenção primária, mesmo na presença de dentes suportados por coroas.

Uma incisão sulcular retangular é geralmente indicada quando os dentes não estão cobertos por coroas, ou quando é necessário expor completamente o aspeto vestibular da raiz para verificar uma potencial fratura vertical ou perfuração. O corte é efectuado através da inserção da lâmina no sulco gengival, cortando as fibras do ligamento periodontal até à crista óssea. A lâmina disseca completamente as papilas e o corte deve estender-se lingualmente até à área média do espaço interdentário.

Um retalho sulcular triangular é muito frequentemente indicado quando os dentes não estão cobertos por coroas e é muito frequentemente indicado quando os dentes não estão cobertos por coroas e é geralmente utilizado na região posterior.

No tratamento de molares inferiores e bicúspides, a incisão vertical tem de ser colocada um ou mais dentes mesialmente ao forame mental e de acordo com o comprimento e a direção das raízes e dos vasos sanguíneos periosteais. Quando o retalho sulcular é corretamente incisado e reposicionado, a sua cicatrização baseia-se na intenção primária.

O retalho de Ochsenbein-Luebke foi o desenho de escolha no maxilar anterior quando havia preocupações sobre a exposição das margens da coroa ou recessão gengival após a cirurgia apical. Este retalho requer que a incisão esteja contida dentro da gengiva anexa, com pelo menos 2 mm entre a profundidade do sulco e a linha de incisão. A faixa de gengiva anexa também deve ser suficientemente larga para que a linha de incisão não atravesse a junção mucogengival para a mucosa alveolar.

A mandíbula periodontal é colocada contra a superfície facial da coroa de cada dente, inserida até à profundidade do sulco facial em 3 pontos, e as pegas são suavemente apertadas para colocar a extremidade pontiaguda da mandíbula oposta em contacto com a gengiva facial; isto cria uma série de pontos de sangramento apicalmente a cada coroa, representativos da profundidade de cada sulco individual. A incisão é efectuada 2 a 3 mm apicalmente a estes pontos hemorrágicos, de forma recortada para imitar o contorno das respectivas cristas gengivais. A incisão é realizada pelo menos 1 a 2 dentes mesial e distal ao local cirúrgico pretendido, com uma incisão de libertação vertical que termina em ambas as extremidades. O retalho é refletido como no desenho triangular, começando numa extremidade da incisão e progredindo para o lado oposto.[21,22,25]

Tabela 8: Tipos de retalho em microcirurgias endodônticas

Soft tissue incisions with their advantages and disadvantages		
Flap design	**Advantages**	**Disadvantages**
Envelope flap (crevicular incision)		No relieving incisions therefore access is very poor – not recommended
Split thickness flap		Poor access Difficult to re-approximate Scarring common Not recommended
Full sulcular flap (crevicular incision)	Triangular Flap – one relieving incision - easier to reposition and less disruptive to the blood supply Easy to extend if needed or change to rectangular flap Easy to suture	Access can be compromised especially when you may not be sure of the extent of the lesion If crevicular incision involves papillae recession is likely
	Rectangular - two relieving	More disruptive to the

	incisions give better access and visualisation Minimises flap tension and tearing Ideal if there is a limited width of attached gingivae Most freedom of options – facilitates root amputation, guided tissue regeneration, extraction, as required More difficult to suture	blood supply of flap (trapezoidal flap no longer recommended) If crevicular incision involves papillae recession is likely
Semi-lunar flap	Keeps incision free of marginal tissue - minimises recession Fast and easy	Limited access to surgical site - incision line may lie over the defect therefore the wound cannot be closed over sound bone Disruption of the blood supply Cannot extend Difficult to get accurate re-approximation of flaps Not recommended

Submarginal flap (Ochsenbein-Leubke)	Most popular design described by **Ochsenbein and Luebke** Need at least a 2 mm zone of attached gingivae apical to probing depth Keeps incision free of marginal tissue - minimises recession When concurrent non-surgical and surgical endodontic treatment is considered, it may be appropriate to consider the Ochsenbein-Leubke incision as the positioning of the rubber dam may interfere with crevicular incisions.	Incision line could be inadvertently over the defect therefore the wound cannot be closed over sound bone, scar formation and the blood supply to the non-reflected gingivae is disrupted - small risk of tissue necrosis of the non-reflected gingivae with very serious consequences Potential for significant scarring Root fractures and periodontal defects may be missed
Papilla base flap	Preserving the papilla when raising a flap reduces the risk of recession - **Velvart P (2002)** showed excellent healing with this technique	The papilla preservation flap requires two incisions: one at 90° to the outer contour of the marginal gingivae to a depth of 1.5

	with minimal recession and most sites resulting in no or minimal scarring	mm and the second is angulated apically towards the crestal bone margin which avoids creating a thin wedge of gingivae (prevent necrosis and scar formation)

O retalho de base papilar pode ser melhor designado como uma variação híbrida de incisões totalmente sulculares e de espessura dividida, e foi sugerido para evitar a recessão gengival observada com os dois desenhos de retalho acima mencionados. Este retalho consiste em 2 incisões de libertação verticais, ligadas por incisões intra-sulculares nas áreas cervicais da reflexão planeada, concomitantemente com a variação de espessura dividida baseada na papila.

A incisão de espessura dividida é efectuada em 2 passos: o primeiro é um corte superficial, destinado a cortar o epitélio e o tecido conjuntivo a uma profundidade de 1,5 mm da superfície da gengiva, subscrevendo uma linha curva, perpendicular à margem gengival, e ligando um lado da papila ao outro. O segundo corte é de natureza mais vertical, traçando a incisão original, mas suficientemente profundo para contactar a margem do osso alveolar. Este corte produzirá um retalho de espessura dividida no terço apical da base da papila. A esta incisão de espessura dividida juntam-se o(s) corte(s) intrasulcular(es) na margem cervical, completando a libertação do complexo gengival marginal. O retalho pretendido é então refletido como um evento mucoperiosteal de espessura total, posicionado apicalmente conforme ditado pelo local operatório pretendido. A única ressalva crucial é a escolha da lâmina de bisturi; não deve exceder 2,5 mm de largura, para permitir o curso delicado da incisão e minimizar o corte excessivo inadvertido do tecido. Embora muito previsível em termos de minimização da recessão dos tecidos moles, este é um retalho muito difícil de executar e, se os tecidos forem mal manuseados, a coadaptação primária das margens epiteliais ficará comprometida; ocorrerá necrose das secções afectadas e levará à formação de uma cicatriz cirúrgica.

Deve ser dada especial atenção à situação estética em pacientes com uma linha de sorriso alta e um biótipo periodontal fino e recortado versus um biótipo periodontal espesso e plano. [25]

Gestão de papilas

É fundamental gerir corretamente as papilas quando estas são incluídas na incisão. Para um desenho de retalho sulcular, a incisão vertical deve juntar-se à incisão horizontal lateral à papila num ângulo de 90 graus. Este tipo de junção entre as incisões vertical e horizontal assegura um fornecimento adequado de sangue tanto à papila libertada como aos tecidos adjacentes, evitando assim a recessão da papila.

Quando as papilas estiverem totalmente elevadas, deve ser efectuada uma incisão sulcular, o mais lingualmente possível, com dissecção e elevação cuidadosas, utilizando instrumentos específicos. Isto evitará a formação de cicatrizes no interior da papila, um fenómeno conhecido como formação de papila dupla. A cicatrização de uma papila totalmente elevada é normalmente isenta de complicações, sendo expetável a reconstituição dos tecidos moles interdentários. A recessão da papila pode ocorrer quando o tecido é pouco queratinizado, na presença de uma papila muito fina, ou quando os tecidos moles não são cuidadosamente geridos.

Incisão

Para um contorno adequado do retalho, qualquer incisão deve ser efectuada através de um corte total através da gengiva, mucosa e periósteo em direção ao osso. Idealmente, isto deve ser conseguido com um único golpe. Os primeiros 2 mm da lâmina proporcionam a ação de corte real e têm contacto direto com o osso. As incisões submarginais e as incisões ao nível da papila são efectuadas com uma lâmina 15C Bard-Parker ou com uma microblade BB369, dependendo da largura e do tamanho da papila.

Uma micro-lâmina tem a vantagem de minimizar o trauma, especialmente na presença de tecidos finos ou pouco queratinizados, o que é particularmente comum num biótipo periodontal de recorte fino. A utilização de uma microlâmina em combinação com o reposicionamento correto e o encerramento da ferida resulta numa cicatrização sem cicatrizes. Isto é particularmente importante na cirurgia dos dentes anteriores ou quando a estética desempenha um papel primordial.[31,32]

Elevação da aba

A gestão adequada dos tecidos moles envolve uma elevação precisa e uma retração cuidadosa. Depois de o tecido mole ter sido incisado, a elevação do retalho é efectuada utilizando instrumentos específicos que separam a submucosa do periósteo.

A elevação dos tecidos moles progride horizontalmente de mesial para distal, num movimento lento, de oscilação e empurrão, seguindo o contorno da placa cortical subjacente. É necessário ter muito cuidado para colocar a parte côncava do instrumento virada para o osso e a parte convexa do instrumento virada para a submucosa.

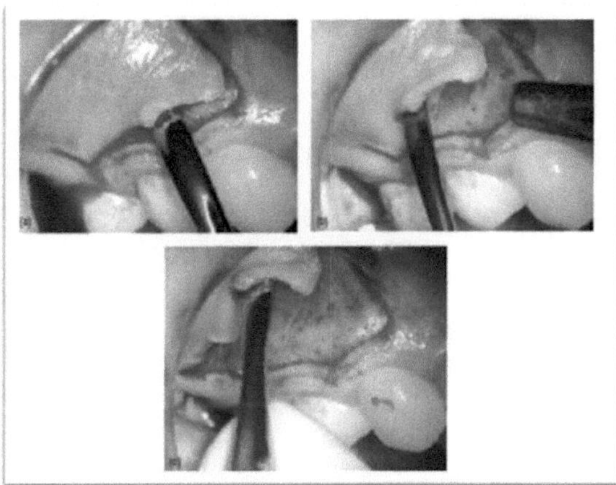

Figura 25: Sequência de elevação de tecidos moles

Deve ser dada especial atenção durante a elevação da papila. É aconselhável utilizar elevadores de tecido pequenos e afiados. Os elevadores pequenos podem entrar lateralmente na papila e permitir uma progressão lingual após a incisão com o bisturi. Quando a papila estiver completamente elevada, o instrumento progride apicalmente e distalmente

Retração do retalho

A retração de um retalho elevado é realizada tanto pelo cirurgião como pelo assistente. Uma retração suave minimiza o edema pós-operatório, promove uma sequela sem complicações e contribui para uma cicatrização estética. Em situações de grande proximidade com o nervo mental, o manuseamento cuidadoso dos afastadores também minimiza o traumatismo por pressão nos tecidos nervosos, que pode resultar em parestesia temporária, bem como em edema dos tecidos moles circundantes.

Os retractores devem permitir um bom alinhamento com o contorno anatómico dos tecidos ósseos. Os retractores anatómicos são também caracterizados por um bordo de trabalho serrilhado fino, concebido de acordo com os contornos do osso, incluindo quaisquer eminências e concavidades. O apoio correto dos instrumentos no osso sadio reduz a fadiga do operador e do assistente e permite um procedimento mais eficiente e seguro.[31]

Reposicionamento do retalho e colocação de suturas

Uma vez concluída a microcirurgia apical, é necessário ter muito cuidado no reposicionamento e sutura do tecido mole elevado. De facto, o resultado estético final da manipulação dos tecidos moles depende de vários factores, como o tipo de tecido, o tipo de incisão, a escolha dos instrumentos utilizados para incisar, elevar e retrair o retalho, bem como uma reaproximação cuidadosa e uma técnica de sutura adequada.

Recomenda-se que o tecido mole seja humedecido com uma gaze molhada (água esterilizada ou soro fisiológico) antes de ser reposicionado. O tecido mole pode ficar desidratado durante o procedimento e a sua re-hidratação devolverá a sua elasticidade natural e permitirá uma reaproximação mais fácil.

Das várias técnicas de sutura frequentemente utilizadas na cirurgia periodontal, duas são normalmente utilizadas na microcirurgia endodôntica: a sutura contínua e a sutura de nó único (interrompida).

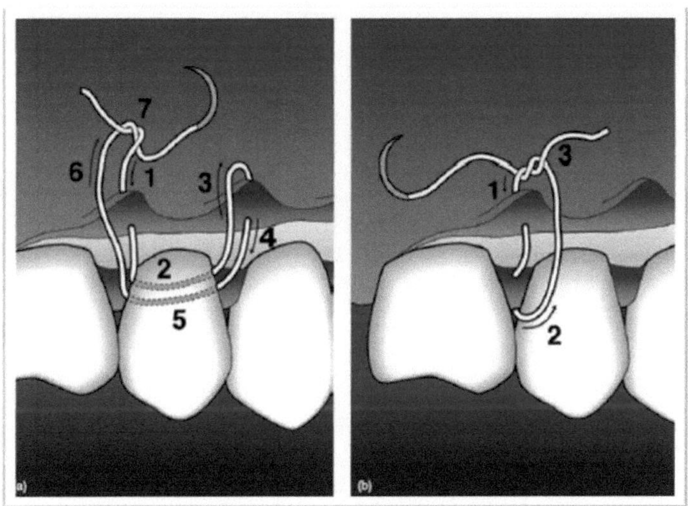

Figura 26: Sutura de funda contínua b. Sutura de nó simples

A sutura sling é geralmente utilizada na região molar quando um retalho triangular intrasulcular foi levantado. Durante a colocação da sutura de sling, a agulha entra na gengiva na base da papila mesial ao dente tratado, de vestibular para lingual. A agulha volta a entrar na gengiva na base da papila mesial do dente tratado, contorna a face lingual do dente, passa por baixo do ponto de contacto distal

e penetra na papila vestibular distal pelo lado interno. A vantagem da sutura sling
é que é relativamente rápida de colocar, mas depende de um único nó. Se o nó não
se mantiver no sítio durante o processo de cicatrização, toda a sutura fica solta. A
sutura sling é normalmente feita com um polifilamento de 5.0 mono ou uma sutura
de fio crómico.[33]

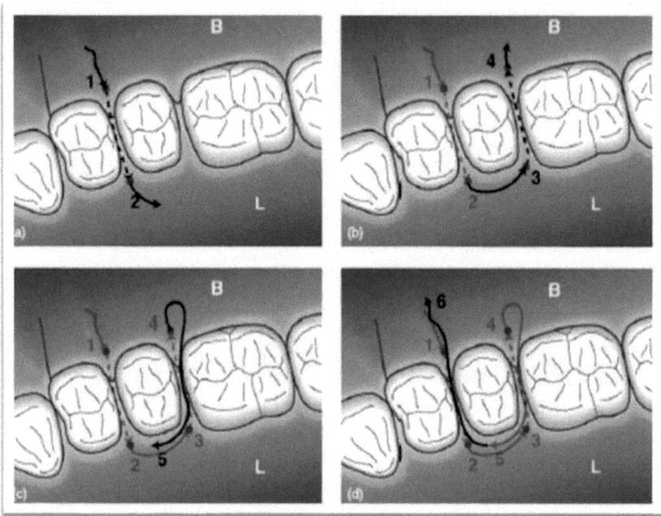

Figura 26: Sequência ilustrativa de uma sutura contínua

O nó único, sutura interrompida é utilizado quando um retalho submarginal
foi incisado ou quando o cirurgião deseja fixar uma incisão intrasulcular alargada.
Nestes casos, a agulha entra na gengiva na base da papila, de vestibular para lingual,
passa por baixo do ponto de contacto, volta a entrar na gengiva lingual, de lingual
para vestibular, volta a passar por baixo do ponto de contacto e o nó é atado no
aspeto vestibular da gengiva. A sutura de nó único tem a vantagem de ser uma
sutura estável e precisa e permite o encerramento primário. Por outro lado, requer

tempo e uma aplicação meticulosa, especialmente quando se sutura um retalho submarginal na região anterior.

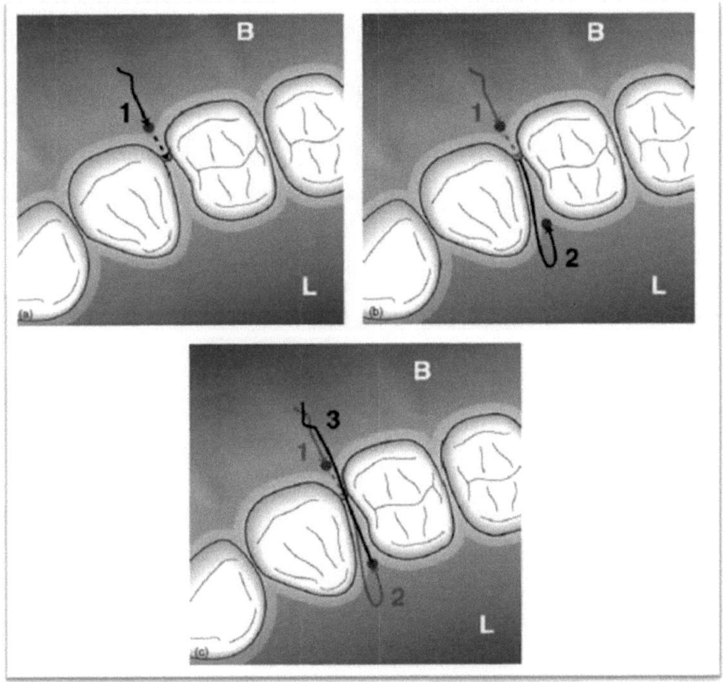

Figura 29: Sequência ilustrando um nó único, sutura interrompida

Depois de o retalho ter sido suturado, recomenda-se que se pressione suavemente uma gaze húmida sobre o tecido mole. A pressão suave elimina possíveis bolhas de ar presas no tecido mole e promove a reinserção do retalho levantado.[33]

Remoção de suturas

A sutura tem de manter em posição os bordos opostos da ferida até que os mecanismos fisiológicos de reparação do corpo proporcionem uma vedação com força suficiente para prosseguir sem "ajuda" adicional. Uma vez que a barreira epitelial parece ocorrer 24-48 horas após a incisão com microcirurgia endodôntica, é aconselhável remover as suturas após 4872 horas. A manutenção prolongada das suturas não oferece qualquer vantagem e pode, de facto, causar um atraso na cicatrização devido à possível retenção de alimentos e placa bacteriana, bem como à absorção de fluidos orais irritantes pela própria sutura.

Recentemente, tem sido relatado um aumento no uso de procedimentos de aumento na microcirurgia endodôntica. Atualmente, há falta de estudos que investiguem o tempo de remoção da sutura após a microcirurgia endodôntica que incorpora procedimentos de aumento.[33]

INSPECÇÃO DA SUPERFÍCIE RADICULAR RESSECADA

Uma vez obtida a hemostase adequada, a superfície ressecada está pronta para uma inspeção minuciosa com uma grande ampliação ao microscópio.

A inspeção sob grande ampliação é o passo fundamental da microcirurgia que não existe nas técnicas cirúrgicas tradicionais. Envolve a identificação adequada de pormenores anatómicos, aberrações e erros iatrogénicos e é fundamental para o êxito da cirurgia. Por outras palavras, uma inspeção cuidadosa identificará a possível razão ou razões para o fracasso do tratamento não cirúrgico.

A inspeção utiliza a grande ampliação e iluminação que o microscópio operatório oferece. Nas técnicas cirúrgicas tradicionais, a ressecção da raiz é efectuada sem ampliação. Como resultado, a inspeção de todos os detalhes anatómicos da superfície da raiz cortada é impossível. Na microcirurgia, uma inspeção adequada não pode ser feita com visão não assistida ou mesmo com lupas.[45] A ampliação do microscópio deve ser definida no intervalo de $\times 16$ a $\times 25$, que é maior do que o resto das etapas cirúrgicas.

Durante a inspeção, a extremidade da raiz ressecada é enxaguada e seca com um irrigador Stropko. A superfície seca é então corada com azul de metileno, que é aplicado na superfície da raiz com uma ponta de microaplicador.

Coloração com azul de metileno (MBS)

O MBS apenas descolora substâncias orgânicas. Delineia rapidamente a PDL com uma cor azul profunda, mas também cora istmos, canais acessórios, linhas de fratura ou linhas de fratura completas (não linhas de craze) e revela microcápsulas na obturação, transporte, áreas de microfugas, microfracturas, má adaptação dos materiais de obturação da extremidade radicular, bem como qualquer tipo de perturbação na integridade da dentina. Desta forma, a capacidade do cirurgião para ver estas entidades é melhorada.

Para definir claramente todas as estruturas anatómicas acima mencionadas durante a inspeção, deve ser utilizado azul de metileno da seguinte forma:

A superfície tem de estar seca antes da aplicação do MBS. O MBS é aplicado com uma ponta de microaplicador, saturando a superfície e a PDL e deixando-a inalterada durante 10-15 s. Toda a coloração é então lavada com solução salina isotónica e seca cuidadosamente com um irrigador/secador Stropko. Toda a área corada é inspeccionada com uma ampliação elevada do microscópio, mais elevada do que as restantes etapas do procedimento ($\times$16 a $\times$25).

Todos esses achados são razões óbvias para o fracasso do tratamento endodôntico não cirúrgico.

Uma inspeção cuidadosa é fundamental para o sucesso da cirurgia. Este passo torna-se mais importante em casos de cirurgia anterior falhada, em que a causa da falha tem de ser identificada. Um estudo recente mostrou que muitas das razões para o fracasso de um procedimento cirúrgico envolvem uma falha na inspeção e na identificação da causa do fracasso. É claramente demonstrado que, devido à falta de uma inspeção cuidadosa ao microscópio, a cirurgia apical tradicional pode ser um procedimento altamente inadequado e imprevisível.[46]

Os achados e detalhes anatómicos que podem ser identificados durante a inspeção foram classificados em achados macro e achados micro. Os achados macro incluem istmos e canais perdidos, enquanto os achados micro incluem linhas de craquelé, que são definidas como linhas escuras que parecem perturbar a integridade da dentina, fissuras, a

áreas de dentina "fosca" e lacunas. A dentina "fosca" é definida como uma dentina esbranquiçada ou opaca, em oposição à dentina normal acinzentada ou amarelada, e não pode ser corada com MBS.

Um diagnóstico diferencial cuidadoso entre uma linha de fissura e uma linha de fratura pode ser feito com um microexplorador e coloração com MBS. A linha de fratura é uma linha de fissura na superfície da dentina e o microexplorador fica preso ao raspá-la. As linhas de fratura têm de ser eliminadas, ao contrário das linhas de fissura. As linhas de fratura são coradas pelo MBS, enquanto as linhas de fissura não o são. Para além destas entidades, uma inspeção cuidadosa pode revelar canais calcificados, materiais de obturação de extremidades radiculares anteriores com fugas, fragmentos de limas separados, canais acessórios múltiplos não detectados, partes não preparadas do canal que se estendem do canal principal para o lado lingual ou palatino, particularmente em dentes com raízes de forma oval, tais como pré-molares ou a raiz distal de um molar inferior.

Istmo

O termo "Istmo" descreve uma faixa estreita de terra que liga duas massas de terra maiores. Endodonticamente, um istmo é definido como uma comunicação estreita, em forma de fita, entre dois canais radiculares que contém polpa ou tecido derivado da polpa.

Frequentemente, um dente com uma raiz ovalada fundida tem uma ligação em forma de teia entre dois canais. Essa conexão é chamada de istmo, e pode ser completa ou parcial. A identificação e o tratamento do istmo não estavam presentes na antiga cirurgia apical tradicional.

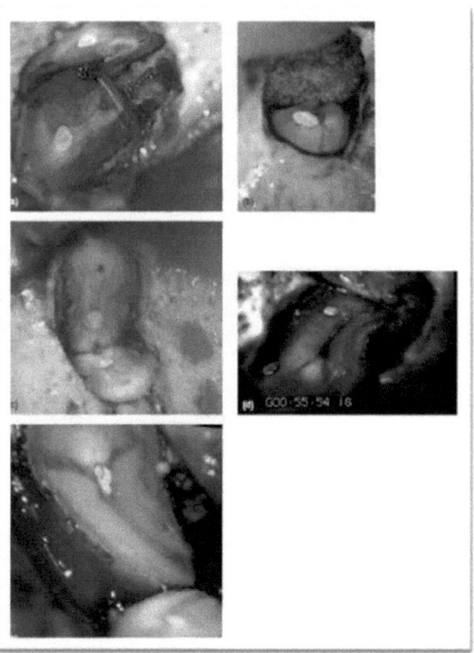

Figura 37: A inspeção é feita sob uma grande ampliação do microscópio (×16 a ×26). (a) Canal lingual perdido e istmo não preparado; (b) fratura vertical da raiz; (c) canais acessórios múltiplos; (d) istmo não preenchido; (e) canal vestibular perdido Por conseguinte, a inspeção de um istmo pouco definido torna-se importante e a experiência clínica do operador desempenha um papel importante na sua identificação e gestão. É essencial que todo o canal e o istmo sejam preparados

até uma profundidade de 3 mm.

Tipos de Istmo

O istmo foi classificado por **Weller et al (1995)** como completo ou parcial. Um istmo completo era aquele com uma abertura contínua e estreita entre os dois canais radiculares principais. Um istmo parcial foi definido como uma comunicação incompleta com uma ou mais aberturas patentes, através da secção, entre os dois canais principais. A abertura pode ser de qualquer tamanho.[47]

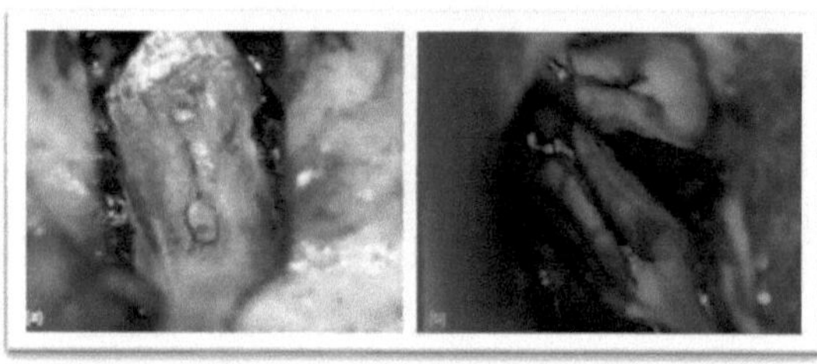

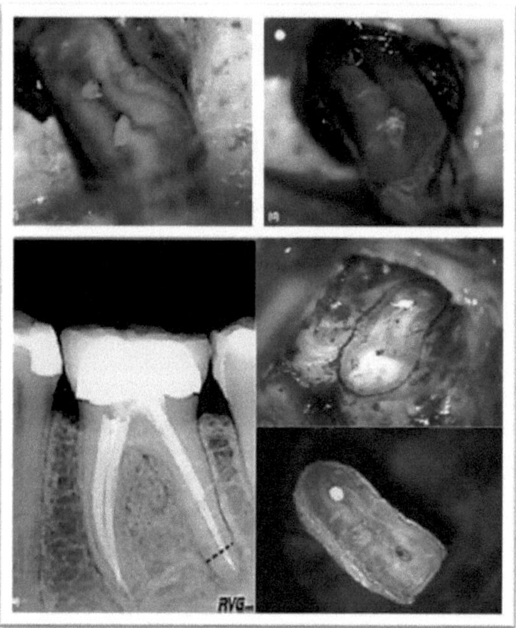

Figura 38: A inspeção revela razões óbvias para o insucesso do tratamento endodôntico

(ampliação ×16 a ×26)

Hsu e Kim et al (1997) descreveram cinco tipos diferentes de istmo. O tipo I foi definido como dois ou três canais sem comunicação percetível. O tipo II foi definido como dois canais que tinham uma conexão definida entre os dois canais

114

principais.

O tipo III difere do tipo II pelo facto de existirem três canais em vez de dois. As formas em C incompletas com três canais também foram incluídas num istmo de tipo IV. O tipo V é identificado como uma verdadeira ligação ou corredor em toda a secção.

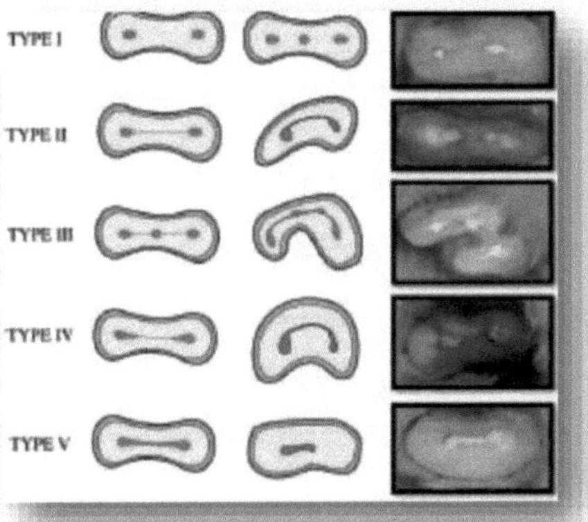

Figura 39: Tipos de istmos: tipo I, dois ou três canais sem comunicação percetível; tipo II, dois canais que tinham uma ligação definida entre os dois canais principais; tipo III difere do tipo II na medida em que existem três canais em vez de dois; tipo IV são canais que se estendem para a zona do istmo; tipo V, uma verdadeira ligação ou corredor em toda a secção.

Incidência

No nível de 3mm a partir do ápice original, um istmo foi encontrado em 90% das raízes mesiovestibulares dos primeiros molares superiores, 30% dos pré-molares superiores e inferiores, e mais de 80% das raízes mesiais dos primeiros molares inferiores. Todas essas evidências mostram que o istmo é uma parte do sistema de canais e não uma entidade separada. Portanto, ele deve ser limpo, modelado e preenchido da forma mais completa possível. O cirurgião deve estar ciente da alta incidência de istmos em pré-molares e molares ao realizar a cirurgia apical. Mesmo os anteriores mandibulares apresentam istmos nos casos em que o insucesso da terapia endodôntica persiste apesar de uma excelente obturação radiográfica do canal radicular.

Achados Histológicos do Istmo

Um exame histológico da superfície radicular ressecada onde se encontra um istmo revelou alguns achados interessantes e importantes. Os istmos estão presentes em qualquer sítio à volta dos canais principais e a sua forma é diversa. Mesmo um pequeno ponto sob alta ampliação mostrou uma enorme concentração de bactérias e seus subprodutos, como mostrado no TEM. Assim, a limpeza adequada destes istmos utilizando uma ponta de ultra-sons durante a cirurgia é essencial. Esses achados comprovam que o tecido do istmo parece ser o calcanhar de Aquiles do tratamento endodôntico convencional. Além disso, esta é uma das razões pelas quais a ressecção apical da raiz por si só, sem o preparo da extremidade radicular e a obturação dos canais e istmos, geralmente falha.[48]

Significado clínico e gestão

A identificação de canais não negociados e istmos é o primeiro e mais importante passo após a ressecção da extremidade da raiz. Se estas caraterísticas anatómicas não forem detectadas, a recorrência da infeção e o fracasso da cirurgia apical são inevitáveis. Por esta razão, o istmo deve ser identificado e tratado ao microscópio com ultra-sons e microinstrumentos. Mesmo nos casos em que as saídas dos canais parecem estar separadas sob visão melhorada, verifica-se que estão ligadas microscopicamente quando examinadas sob microscopia eletrónica de varrimento.

A experiência clínica tem demonstrado que a principal causa de insucesso após a cirurgia em pré-molares superiores e inferiores, raízes mesiovestibulares de molares superiores e raízes mesiais de molares inferiores, realizada com broca e amálgama, é a incapacidade de tratar o istmo. Desta forma, a obturação da extremidade radicular oferece uma vedação inadequada ao sistema de canais radiculares e são detectadas fugas evidentes nas suas margens.[49,49,50]

OSTEOTOMIA

As três situações clínicas mais comuns para a microcirurgia endodôntica são as seguintes:

1. Uma placa cortical intacta com uma lesão periapical muito pequena ou inexistente.

2. Uma placa cortical intacta com uma lesão periapical distinta.

3. Uma fenestração através da placa cortical que conduz ao ápice.

Os dois primeiros casos enquadram-se nas classificações A, B e C da cirurgia apical, enquanto o terceiro caso reflecte as classificações D, E e F.

Uma osteotomia, que implica a remoção da placa cortical para expor a extremidade da raiz, deve ser abordada com cuidado, de modo a que a osteotomia seja feita exatamente nos ápices.

Existe uma tendência durante a cirurgia para alargar a osteotomia em direção à margem coronal, afastando-a do ápice. Esta tendência resulta na remoção excessiva de osso saudável à volta do colo da coroa, causando facilmente uma comunicação perio-endo. Quando isto acontece, o prognóstico a longo prazo para o dente é mau. Com as técnicas microcirúrgicas, o tamanho da osteotomia é significativamente mais pequeno, com apenas 3 a 4 mm de diâmetro.[34,35]

Armamentário

- CBCT
- Broca Lindemann

- Uma peça de mão cirúrgica de 45 graus

- Micromirrors

- Microexploradores

- Curetas cirúrgicas

- Corante azul de metileno

O primeiro passo é a realização de radiografias perpendiculares às raízes em dois ângulos diferentes, com as quais se pode verificar o comprimento das raízes, a curvatura das raízes, a posição dos ápices em relação às pontas das cúspides e o número de raízes. Finalmente, a proximidade dos ápices com os ápices dos dentes adjacentes, a proximidade do forame mental, o nervo mandibular e o espaço sinusal podem ser verificados. No entanto, estamos agora a contar com a CBCT. Uma vez que o cirurgião tenha certeza da localização exata do ápice, o osso cortical é removido lenta e cuidadosamente com spray de água abundante sob baixa ampliação.

O cortador de osso Lindemann e uma peça de mão cirúrgica de 45 graus são os mais adequados para criar uma osteotomia. A broca de corte de osso foi especialmente concebida para remover o osso, minimizando o calor de fricção. Tem menos caneluras do que as brocas convencionais, o que resulta numa menor obstrução e num corte mais eficiente.[35]

A vantagem da peça de mão cirúrgica de 45 graus é que a água é dirigida ao longo do eixo da broca, enquanto o ar é ejectado pela parte de trás da peça de mão, o que cria menos salpicos do que as peças de mão convencionais e diminui a possibilidade de enfisema. O ângulo de 45 graus proporciona ao operador uma melhor visibilidade direta.

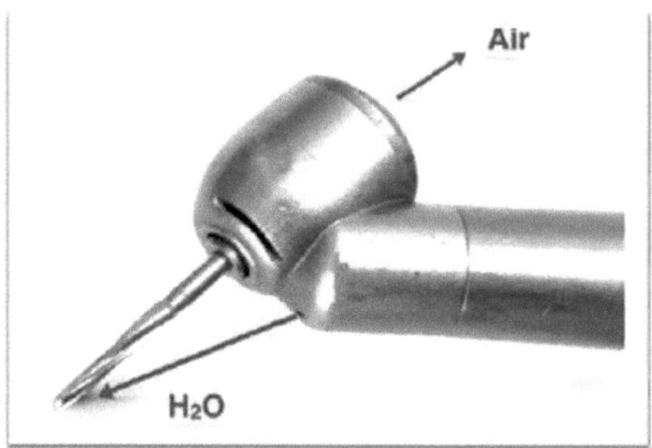

Figura 29: Uma peça de mão cirúrgica de 45 graus (Brasseler, EUA) com uma broca de corte de osso Lindemann.

Distinção entre osso e ponta da raiz

O objetivo da utilização do microscópio para a realização da osteotomia é distinguir claramente a ponta da raiz do osso circundante. A raiz tem uma cor mais escura, amarelada e é dura, enquanto o osso é branco, macio e sangra quando raspado com uma sonda. Quando não é possível distinguir a ponta da raiz do osso circundante, o local da osteotomia é corado com azul de metileno, que cora preferencialmente o ligamento periodontal.

A ausência de uma coloração PDL distinta em ampliação média (10 a 12 ×) indica que a ponta da raiz é muito pequena em relação à osteotomia. O cirurgião deve estar muito atento até mesmo à menor irregularidade no osso, que geralmente é a ponta da raiz.

A vantagem de utilizar o microscópio para este procedimento é a remoção mínima de estrutura óssea saudável. Esta osteotomia mais conservadora resulta geralmente numa cicatrização mais rápida e, consequentemente, num maior conforto para o doente.

A principal razão para utilizar o microscópio nesta fase é identificar a ponta da raiz e, assim, minimizar a remoção desnecessária de osso cortical.

Placa cortical intacta sem uma lesão periapical radiográfica

A cirurgia geralmente não é efectuada se uma lesão periapical não aparecer na radiografia ou na CBCT. Uma exceção é um paciente com desconforto inalterado após o tratamento endodôntico ou um dente com erros de procedimento que não podem ser corrigidos sem cirurgia. Na maioria dos casos, o desconforto persistente, a sensibilidade à percussão e a palpação são indicadores igualmente importantes de patologia periapical. A utilização da TCFC é necessária para a descoberta de tais lesões.

Fenestração através da placa cortical que conduz ao ápice

Se a fístula existir diretamente sobre a raiz afetada, o procedimento é simples. A osteotomia pode ser realizada de forma rápida e precisa, seguindo o trajeto da fístula e estendendo a osteotomia para expor a lesão e fornecer acesso para a preparação retro. No entanto, em muitas situações, as fístulas são adjacentes ao dente. Neste caso, para evitar a remoção excessiva de osso saudável, são necessárias medições cuidadosas utilizando a TCFC para preparar a osteotomia diretamente sobre a raiz.

Tamanho ótimo da osteotomia

O tamanho de uma osteotomia depende principalmente do tamanho dos instrumentos. A cirurgia endodôntica tradicional utiliza instrumentos relativamente grandes. Consequentemente, o tamanho da osteotomia será grande - aproximadamente 10 mm de diâmetro para permitir que o cirurgião visualize e trate os ápices com um espelho convencional e uma micropeça de mão. A remoção de tanta placa vestibular saudável tem um custo: a cicatrização é sempre mais lenta e muitas vezes dolorosa, e a cicatrização incompleta causa frequentemente complicações pós-operatórias.

O microscópio também alterou as percepções. Uma vez que mesmo uma osteotomia pequena parece grande em ampliações mais elevadas (×8 a ×16), existe uma tendência para querer tornar a osteotomia ainda mais pequena. Com a disponibilidade de instrumentos microcirúrgicos, os critérios de tamanho para uma osteotomia são apenas suficientemente grandes para manipular livremente as pontas ultra-sónicas dentro da cripta óssea. Uma vez que o comprimento de uma ponta de ultra-sons é de 3 mm, o diâmetro ideal de uma osteotomia é de cerca de 4 mm, deixando apenas espaço suficiente para manipular a ponta de ultra-sons e os microinstrumentos dentro do seu limite.

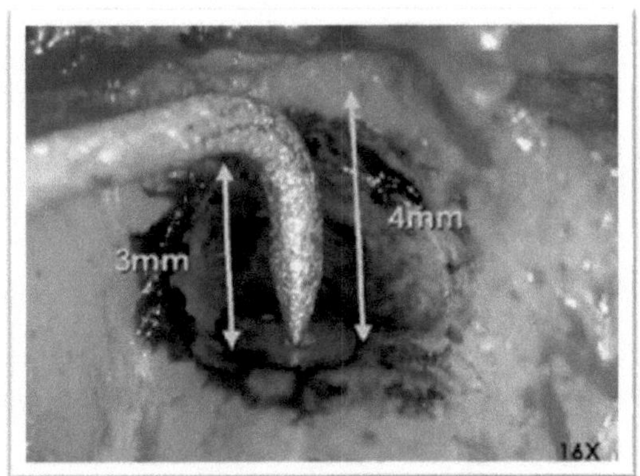

Figura 30: A osteotomia ideal não é maior do que 4 mm de diâmetro para acomodar a ponta ultra-sónica de 3 mm de comprimento na cripta óssea. A osteotomia é pequena, mas suficientemente grande para acomodar a ponta ultra-sónica.

Modificação da osteotomia do buraco da fechadura

Nalguns casos, é indicada uma preparação retrógrada mais profunda do que 3 mm no canal, especialmente quando se realizam cirurgias apicais em dentes anteriores. Pontas ultra-sónicas retrógradas que podem ter até 9 mm de comprimento podem ser usadas para tais preparos. Essas pontas não caberão na osteotomia de 4 mm sugerida pelos autores. Uma modificação do orifício da osteotomia, criando uma extensão vertical estreita da osteotomia na direção apical, criará espaço suficiente para encaixar a ponta com uma remoção mínima de tecido ósseo.[36]

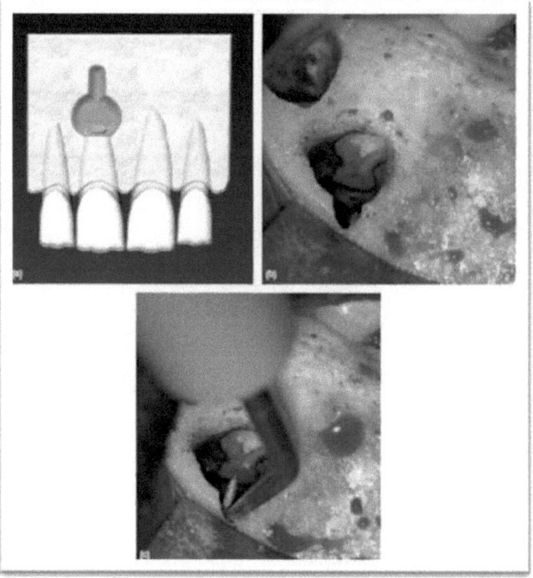

Figura 31: Técnica de modificação do buraco da fechadura

Técnica de janela óssea

Nos casos em que não se detecta fenestração da placa cortical vestibular, ou em que se espera uma placa cortical espessa, como é o caso dos segundos molares inferiores, os autores sugerem uma nova técnica, que tem como objetivo preservar a placa cortical vestibular e promover uma cicatrização mais rápida. Áustria), que permite a ressecção de tecidos ósseos com elevada precisão, sem ferir os tecidos moles circundantes.

Utilizam-se pontas de serra mais longas e finas de 10 mm, recentemente concebidas, para criar uma janela óssea de forma retangular para descobrir a área da lesão e os ápices das raízes. As paredes da janela vestibular devem ser cortadas de forma a convergirem da superfície exterior para a superfície interior, criando um assento de descanso que evita que a placa se afunde internamente quando reposicionada. São criados dois pequenos orifícios redondos na placa antes de a remover. Estes orifícios ajudarão mais tarde a manter uma boa circulação no local da cirurgia.

A peça da janela óssea é colocada na solução salina equilibrada de Hanks (HBSS) (Lonza Walkersville Inc., Maryland) até ao final do procedimento cirúrgico. Quando o procedimento apical estiver concluído, a placa óssea vestibular é reposicionada, estabilizada com uma membrana e coberta com uma membrana reabsorvível antes de reposicionar o retalho.

Uma vez expostas a lesão e a ponta da raiz, são utilizadas as curetas Columbia #13 e #14 e as curetas Molten ou Jacquette 34/35 para remover completamente o tecido de granulação sob ampliação média ($\times$10 a $\times$16). As curetas de grandes dimensões, como a escavadora de colher 33 L ou a cureta de osso Lucas #86, são adequadas para a enucleação de lesões de grandes dimensões. Devido à curva gradual, as curetas Columbia #13 e #14 permitem o acesso ao aspeto lingual da raiz, que é a área mais difícil de alcançar. O raspador Jacquette 34/35 permite a remoção eficaz de tecido da junção da cripta óssea e da raiz.[36]

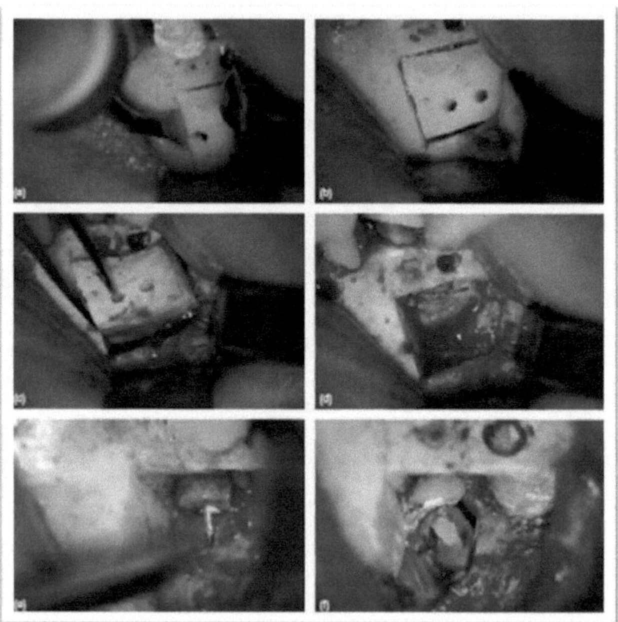

Figura 32: Técnica de janela óssea Técnica mais recente utilizando um modelo 3d

A tecnologia de prototipagem rápida, mais conhecida como impressão 3D, proporcionou novas possibilidades de diagnóstico, planeamento cirúrgico, desenho de próteses e formação de estudantes de medicina. Na medicina dentária, a tecnologia de impressão 3D tem sido utilizada para o planeamento de tratamentos, orientação cirúrgica e fabrico de modelos dentários para aparelhos em cirurgia ortognática, cirurgia de implantes, cirurgia oral e maxilofacial, ortodontia e prótese dentária.

Kim et al (2011) fabricaram um modelo físico de dente impresso em 3D para auxiliar o tratamento endodôntico de um dente anterior anómalo; foi utilizado um modelo impresso em 3D no tratamento do canal radicular de dentes com

126

calcificação do canal pulpar. **Shix et al (2012)** descreveram a aplicação de um modelo impresso em 3D para a navegação previsível de sistemas de canais obliterados durante o tratamento do canal radicular para evitar danos iatrogénicos na raiz.

Com a ajuda do modelo impresso em 3D, o diâmetro da lesão causada pela cirurgia pode ser limitado a 3-4 mm, apenas ligeiramente maior do que o comprimento da ressecção (3 mm). Este procedimento cirúrgico minimamente invasivo limita ao máximo a lesão dos tecidos ósseos. A menor lesão dos tecidos ósseos resulta em menos hemorragia durante a cirurgia, menos complicações pós-operatórias, menor tempo de cicatrização e melhor prognóstico. O modelo serviu de suporte, transportando a informação da localização da extremidade da raiz e o tamanho da lesão periapical, a orientação e o ângulo da raiz e do seu ápice, e a espessura do osso cortical para o procedimento cirúrgico. Com a ajuda do modelo, a trefina foi navegada para o local exato, e os cirurgiões não tiveram de transferir mentalmente a informação para a situação clínica. Este procedimento permitiu aos cirurgiões remover com precisão o osso sobrejacente e a extremidade da raiz utilizando a trefina. Os dentes adjacentes e o osso foram poupados de danos acidentais com a restrição do modelo. ,[3738],[39]

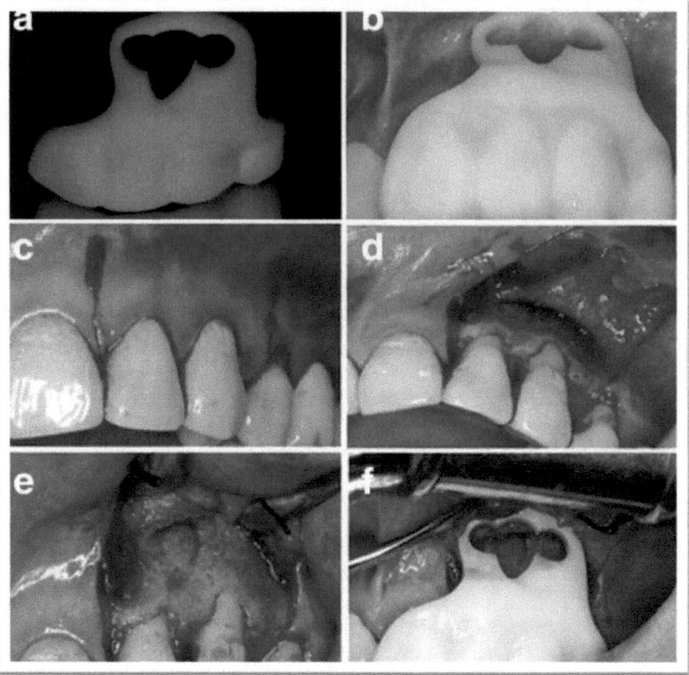

Figura 33: Utilização de modelos 3D

Este procedimento ainda tem algumas limitações. Quando a lesão se encontra numa região posterior, o molde pode ser fabricado e posicionado, mas o espaço disponível para a trefina será insuficiente. Os custos deste planeamento 3D e da produção da férula direcional são considerados elevados; no entanto, estes custos serão reduzidos no futuro, dado o rápido desenvolvimento da tecnologia digital na medicina dentária. Existe uma hipótese promissora de se estabelecer um fluxo de trabalho terapêutico razoável e de esta abordagem de tratamento ser aplicada na prática diária de rotina, beneficiando mais doentes.[39]

MATERIAIS UTILIZADOS EM MICROCIRURGIAS

O principal objetivo da colocação de um material de obturação da extremidade radicular é proporcionar uma vedação apical adequada que iniba a fuga de substâncias irritantes que possam permanecer no canal radicular após a ressecção da raiz e a preparação da extremidade radicular, o que pode causar insucesso cirúrgico. Para além da capacidade de selagem, outras propriedades essenciais para um material de obturação ideal para o final da raiz são:

- ❖ Bem tolerado pelos tecidos periapicais

- ❖ Bactericida ou bacteriostático

- ❖ Dimensionalmente estável

- ❖ Fácil de manipular

- ❖ Não mancha os dentes nem os tecidos

- ❖ Não corrosivo

- ❖ Resistente à dissolução

- ❖ Adere à estrutura dentária

- ❖ Dentino, osteo e cementogénico

- ❖ Radiopaco

O objetivo mais importante da obturação do preparo da extremidade radicular é vedá-lo hermeticamente contra bactérias ou subprodutos que entram ou saem do canal. Assim, o material de obturação ideal deve aderir completamente às paredes dentinárias. Deve também manter a sua integridade estrutural a longo prazo após a presa e não se dissolver ou corroer em contacto com os fluidos dos tecidos, como acontece com a amálgama. A capacidade de selamento é ainda maior se a obturação da extremidade radicular for bacteriostática ou, de preferência, bactericida. Como o sucesso da cirurgia depende da reconstituição completa do osso e do ligamento periodontal, o material de obturação da extremidade radicular também deve promover a formação de dentina e cemento na superfície radicular ressecada. De todas as caraterísticas desejadas mencionadas acima, a ausência de toxicidade e a excelente capacidade de selamento são os dois requisitos mais importantes de um material ideal.

Outros atributos, como um certo grau de radiopacidade do material, ajudarão o operador a avaliar a qualidade do preenchimento numa radiografia pós-operatória.

Os materiais de obturação do alvéolo radicular devem estar prontamente disponíveis, ser fáceis de manipular, ter um tempo de ação adequado e ter um preço razoável. Assim, as propriedades ideais devem satisfazer critérios biológicos, físicos, práticos e económicos.

No passado, foram utilizados vários materiais para a obturação de extremidades radiculares: Amálgama, folha de ouro, cimentos de óxido de zinco eugenol, Diaket (ESPE GmbH, Seefeld, Alemanha), cimentos de ionómero de vidro (GICs), resinas compostas, material de restauração intermédio (IRM, CaulkfDentsply, Milford, DE, EUA) e SuperEBA (Keystone Industries, Gibbstown, NJ). Agregado de trióxido mineral (ProRoot MTA, Dentsply Interantional, Dentsply-Tulsa Dental, Tulsa, OK, EUA), e Endo-Sequence Root Repair Material (EndoSequence root repair material (RRM) Brasseler,EUA. O mesmo produto é comercializado como

IRoot e TotalFill em diferentes países.) são os materiais mais recentes e populares entre os cirurgiões.[57]

Embora nenhum dos anteriores satisfaça todos os requisitos de um material de reparação radicular ideal, o MTA e, nos últimos anos, as mais recentes biocerâmicas têm o maior potencial em termos de capacidade de selagem, biocompatibilidade e bioatividade.

Agregado de trióxido mineral (MTA)

O MTA foi originalmente desenvolvido a partir do cimento Portland como um pó cinzento pelo **Dr. Torabinejad et al (1990)** (Universidade de Loma Linda, CA, EUA) e vendido como "ProRoot MTA", fabricado pela Dentsply International (Tulsa, OK, EUA). Mais tarde, foi introduzida uma fórmula de cor dos dentes devido a preocupações estéticas ("White MTA"). Os principais compostos do MTA cinzento são o silicato tricálcico, o aluminato tricálcico, o óxido tricálcico, o óxido de silicato, o óxido mineral e o óxido de bismuto. O óxido de bismuto é adicionado para aumentar a radiopacidade. O MTA branco difere do MTA cinzento original principalmente pela ausência de ferro.

O pó é constituído por partículas hidrofílicas finas que endurecem na presença de água. O tempo de presa inicial da mistura de MTA é de aproximadamente 4 horas.

A hidratação do pó leva à formação de um gel coloidal, que depois solidifica numa estrutura dura. As caraterísticas do material endurecido dependem do tamanho das partículas, da relação pó/água, da temperatura de endurecimento, da presença de água e do pH do ambiente.[58] No entanto, são necessárias pelo menos 48 horas para criar um cimento permanentemente endurecido.

Vantagens do MTA

Capacidade de vedação

Existe um grande número de estudos de fugas no MTA. O MTA parece ser o material de obturação do extremo radicular mais resistente à penetração de corantes, fluidos e bactérias, quando comparado com o amálgama, o IRM ou o SuperEBA. No entanto, a excelente capacidade de selamento do MTA só existe quando se obtém uma presa adequada. Os dentes armazenados num ambiente ácido durante a presa apresentam uma menor resistência à fuga do que os dentes armazenados num pH elevado. A contaminação da saliva durante a colocação do MTA branco também mostrou um aumento das fugas bacterianas. Investigações recentes mostram a formação de uma camada de hidoxiapatite (HA) na superfície do MTA em contacto com o fluido tecidular durante a presa do MTA, também conhecida como "biomineralização".

Prevê-se que esta camada de HA crie um selamento biológico entre o MTA e a interface da dentina e melhore a capacidade de selamento do MTA a longo prazo.[59]

Biocompatibilidade e bioatividade

Vários estudos em humanos, animais e in vitro provaram a excelente biocompatibilidade do MTA quando comparado com outros materiais. Foi observada pouca ou nenhuma inflamação a nível histológico quando o MTA foi utilizado como material de preenchimento de extremidades radiculares em modelos animais. Algumas observações histológicas também encontraram alinhamento de células e fibras do ligamento periodontal ao longo do MTA e do osso circundante, o que indica a regeneração de novo cemento diretamente sobre o MTA. A Universidade da Pensilvânia também testou o MTA num modelo de cão e encontrou crescimento de novo osso e cemento sobre a obturação da extremidade radicular com MTA. A citotoxicidade e a biocompatibilidade do MTA também foram testadas em estudos de cultura de células in vitro. Os resultados mostraram uma excelente fixação celular e crescimento de vários tipos de células (MDPC23, osteoblastos primários de ratinho, PY1A, células derivadas do cemento humano e DPSC) quando estas células foram cultivadas em MTA cinzento ou branco. O MTA estimula a libertação de citocinas, que controla as respostas inflamatórias e a formação de tecido duro.

O MTA aumenta os níveis de IL-6, IL-8 e a expressão de osteocalcina. Na realidade, pode promover a renovação óssea através do aumento da atividade osteoclástica e osteoblástica. O MTA parece induzir a proliferação e diferenciação celular dos fibroblastos do PDL, osteoblastos e células da polpa. Para além disso, os cristais de HA formados na superfície do MTA enquanto este assenta podem ter propriedades indutoras de tecido duro.

O pH elevado do MTA, tal como o do hidróxido de cálcio, pode também contribuir para a indução da formação de tecido duro. De facto, a regeneração de novo cemento e o crescimento ósseo sobre o MTA foram relatados em vários estudos; no entanto, o mecanismo exato é desconhecido.[59]

Desvantagens do MTA

As principais desvantagens do MTA são as dificuldades de manuseamento, os metais pesados no pó, o longo tempo de presa, o custo elevado e a possível descoloração da estrutura dentária remanescente. Devido ao facto de a mistura de MTA ser uma pasta semelhante a areia, o MTA é difícil de colocar nas cavidades preparadas da extremidade da raiz. Para além destas dificuldades de manuseamento, o MTA acabado de misturar pode ser lavado se exposto a fluidos excessivos devido ao seu longo tempo de presa, o que tem um efeito prejudicial na sua capacidade de selamento. O tempo de presa do MTA é de aproximadamente 34 horas, o que é considerado uma desvantagem em muitas situações clínicas.

Para contornar estes problemas, têm sido utilizados aditivos como a metilcelulose, o cloreto de cálcio e o fosfato de sódio dibásico para diminuir o tempo de presa.

No entanto, estes compostos podem alterar as propriedades físicas e/ou biológicas do MTA. Por exemplo, a adição de uma solução de cloreto de cálcio diminui o tempo de presa, mas também reduz a resistência à compressão final.[58]

Biocerâmica

A biocerâmica refere-se a uma vasta gama de cerâmicas especialmente concebidas e utilizadas para a reparação, reconstrução e substituição de partes do corpo doentes ou danificadas. Em medicina dentária, as biocerâmicas são frequentemente utilizadas para a reconstrução da região orofacial, revestimento de superfícies de implantes e fabrico de coroas e pontes. A zircónia e a hidroxiapatite são dois exemplos comuns em medicina dentária.

O MTA foi a primeira geração de biocerâmica utilizada em endodontia. Pertence à categoria dos cimentos à base de silicato tricálcico. A selagem e a biocompatibilidade do MTA são atribuídas à presença de silicato tricálcico. No entanto, uma das principais desvantagens do MTA são as suas propriedades de manuseamento, o longo tempo de presa e a descoloração da estrutura dentária remanescente.[60]

O material de reparação radicular EndoSequence (RRM) (Brasseler USA, Savannah, GA, EUA. O mesmo produto comercializado como IRoot e TotalFill em diferentes países.) é um material biocerâmico desenvolvido para endodontia.

As indicações são semelhantes às do MTA, incluindo a obturação de extremidades radiculares, o capeamento pulpar, a apexificação, a reparação de reabsorções radiculares e a reparação de perfurações. De acordo com o fabricante, é composto por silicatos de cálcio, óxido de zircónio, pentóxido de tântalo e fosfato de cálcio monobásico e agentes de enchimento. O material está pronto a utilizar, pré-misturado, e apresenta-se sob a forma de pasta numa seringa ou de massa num frasco. Uma vantagem do MRR, com base na experiência clínica, são as suas propriedades de manuseamento, semelhantes às do Cavit (3M, St. Paul, MN, EUA). O MRR é biocompatível, hidrofílico, insolúvel, dimensionalmente estável, com um PH elevado, tem um tempo de trabalho de 30 minutos e um tempo de presa tão curto como 2 horas.[61]

Os estudos demonstram que não existem diferenças significativas entre o RRM e o ProRoot MTA em termos de efeitos antimicrobianos, biocompatibilidade e capacidade de selagem.

Foi observado tecido semelhante ao cemento adjacente ao MRR, semelhante ao do MTA. Utilizando a análise histométrica, foi encontrado um número significativamente maior de tecido semelhante a cemento, tecido semelhante a PDL e osso adjacente às superfícies das extremidades radiculares ressecadas preenchidas com MRR do que com MTA, indicando que o material é biocompatível e tem uma boa capacidade de selamento. O MRR teve um desempenho significativamente melhor no que respeita a pontuações de cicatrização mais elevadas em microCT e CBCT neste estudo, quando comparado com o MTA. Especula-se que o MRR pode ter melhores propriedades indutivas/condutivas do tecido mineralizado, acelerando assim a deposição de tecido semelhante ao cemento numa superfície de extremidade radicular acompanhada por tecido semelhante ao PDL e osso.

Esta hipótese é parcialmente apoiada pelos dados dos estudos de cultura de células in vitro de Chen, nos quais a MRR mostrou um efeito proliferativo nas células osteogénicas/odontogénicas e induziu a diferenciação osteoblástica/cementoblástica nessas células. Com base nos dados disponíveis, o MRR é uma alternativa adequada ao MTA para cirurgia apical.[62]

Aplicação de MTA e biocerâmica durante a apicoectomia

Embora estes dois materiais sejam hidrofílicos por natureza, deve ser estabelecida uma hemostase completa no local da osteotomia antes da colocação. As pastilhas de Racellet estéreis também podem ser colocadas como barreira na cripta para evitar que pedaços do MTA ou da Biocerâmica adiram à parede óssea.

A proporção de MTA é de 3 partes de pó para 1 parte de água esterilizada. Após 30 segundos de mistura, a mistura deve apresentar uma consistência semelhante a uma massa. O MTA é um agregado granular solto, semelhante ao cimento de betão, e não adere muito bem a si próprio ou a qualquer instrumento. Por conseguinte, não pode ser introduzido na cavidade com um transportador de cimento normal, mas tem de ser transportado com uma pistola de limpeza, um transportador de amálgama ou outro transportador especialmente concebido para o efeito. Para a aplicação do MTA, muitos médicos utilizam um suporte tipo seringa ou um bloco de MTA. O bloco de MTA (G.Hartzell&Sons, Concord, CA, EUA) foi concebido através do corte de ranhuras num bloco de plástico de 0,5 polegadas × 0,5 polegadas × 2 polegadas. O MTA misto é introduzido numa ranhura do bloco de MTA e é colocada uma pequena quantidade de MTA. A espessura do material de preenchimento retrógrado afecta a capacidade de selagem do MTA e da massa biocerâmica; recomenda-se uma espessura mínima de 34 mm. Utiliza-se uma bola de algodão húmido para limpar a superfície ressecada, removendo qualquer excesso de MTA ou de massa biocerâmica.[60]

Após a conclusão da obturação da extremidade da raiz, a cripta óssea não pode ser irrigada quando é utilizado o MTA, uma vez que este é lavado, mas se tiver sido utilizada a massa biocerâmica, o cirurgião tem a vantagem de lavar a área com soro fisiológico esterilizado.

Outros tipos de cimentos para obturação de extremidades radiculares

Tem sido utilizada uma grande variedade de materiais para obturações retrógradas. Durante muitos anos, a amálgama foi o material de obturação mais popular e amplamente utilizado nas extremidades das raízes.

A amálgama é tóxica, corrói, resulta em tatuagens nos tecidos moles e provoca microfissuras na raiz. O SuperEBA substituiu a amálgama e continua a ser utilizado, apesar de o MTA se ter tornado o material mais popular.

Material de restauração intermédio (IRM)

O IRM é um cimento ZOE modificado que é reforçado pela adição de polimetacrilato ao pó. O reforço eliminou o problema da capacidade de absorção e o IRM é mais biocompatível do que o cimento ZOE não modificado. Num estudo de tolerância tecidular, verificou-se que o IRM provocou poucos ou nenhuns efeitos inflamatórios após 90 dias, o que levou à conclusão de que o tecido oral era tão tolerante ao IRM como a qualquer outro material de preenchimento retrógrado.

Ácido superetoxibenzóico (SuperEBA)

O SuperEBA é uma forma modificada do cimento ZOE com cimento de ácido etoxibenzóico. O ácido etoxibenzóico foi desenvolvido numa tentativa de alterar o tempo de presa e aumentar a resistência dos cimentos ZOE básicos. O cimento foi modificado pela substituição parcial do líquido de eugenol pelo ácido ortoetoxibenzóico e pela adição de quartzo fundido ou óxido de alumínio (alumina) ao pó. O Stailine SuperEBA (Stailine e Staident, Middlesex, Inglaterra) contém 60% de óxido de zinco, 34% de dióxido de silicone e 6% de resina natural no componente em pó e 62,5% de ácido etoxibenzóico mais 37,5% de eugenol no líquido.

Os estudos de tolerância tecidular mostram que os cimentos SuperEBA e eugenol produzem reacções igualmente ligeiras. Foi demonstrado in vitro que o cimento de ácido etoxibenzóico produz um selamento estanque em comparação com a amálgama, o cimento de ionómero de vidro e a guta percha polida a quente. Estudos de fuga demonstraram que o SuperEBA permite uma fuga significativamente menor do que a amálgama. Além disso, o SuperEBA adapta-se muito bem às paredes do canal em comparação com a amálgama, que parece ser bem condensada mas tem uma fraca adaptação. Contudo, o SuperEBA pode ser um material difícil de manipular porque o tempo de presa é curto e muito afetado pela humidade. O material tende a aderir a todas as superfícies e pode ser difícil de colocar e condensar.

Em resumo, o SuperEBA é bem tolerado pelos tecidos, é de presa rápida, polível, dimensionalmente estável e proporciona um excelente selamento apical. As desvantagens do SuperEBA são que é difícil de manipular porque o tempo de presa é curto e muito afetado pela humidade. O material tende a aderir a todas as superfícies e pode ser difícil de colocar e condensar.

Para a aplicação, o líquido e o pó são misturados numa proporção de 1:4. O pó é misturado no líquido lentamente em pequenos incrementos. Quando a mistura de SuperEBA enrolada perde o seu brilho e a ponta não cai quando é apanhada por um transportador, a mistura tem a consistência correta.[63]

Geristore e Retroplast

O Gerisotore (Den-Mat, Santa Maria, CA, EUA) é uma resina composta modificada hidrofílica de polimerização dupla.

O Geriostore tem sido utilizado como enchimento retrógrado, material de reparação para defeitos subgengivais ou subósseos e uma barreira para a regeneração tecidular guiada (RTG). O Geristore pode ser vantajoso porque liberta iões de flúor, adere às paredes da dentina e é estável no fluido oral. Também é referido que aumenta a fixação e a proliferação das células. Foi demonstrado que os fibroblastos gengivais humanos se fixaram e espalharam bem no Geristore, o que demonstra que o Geristore pode ser menos tóxico do que o IRM e o Ketac-Fil.

O Geristore é utilizado principalmente na América do Norte, enquanto na Europa foi introduzido na cirurgia endodôntica um material tipo resina composta denominado Retroplast (Retroplast Trading, Dybersovej, Dinamarca) com resultados favoráveis a longo prazo.

Estes materiais são colocados numa superfície côncava da raiz ressecada, em vez de serem embalados numa cavidade de Classe I preparada com pontas ultra-sónicas. A principal desvantagem destes materiais de tipo resinoso é a dificuldade em evitar a contaminação por sangue/humidade. Tal como outros materiais à base de resina, estes materiais de obturação de extremidades radiculares não proporcionarão uma vedação adequada se estiverem contaminados. Este facto foi comprovado em ensaios clínicos aleatórios que compararam o MTA com o Retroplast, mostrando um menor sucesso quando o Retroplast foi utilizado.

Os materiais são sensíveis à técnica e podem não perdoar nas mãos de um operador inexperiente. Alguns investigadores também alegam problemas de manuseamento com o Geristore devido ao endurecimento acelerado, especialmente quando exposto à luz e ao calor do microscópio. Por conseguinte, os materiais não são tão populares como as substâncias hidrofílicas, como o MTA e as biocerâmicas.[64]

Novos tipos de cimentos para obturação de extremidades radiculares

Foram desenvolvidos e comercializados vários tipos modificados de materiais semelhantes ao MTA, incluindo o MTA Angelus (Angelus e Rondriana, PR, Brasil), o MTA Bio (Angelus e Rondriana, PR, Brasil), o CPM (Egeo, Buenos Aires, Argentina), o OrthoMTA (bioMTA, Seul, Coreia) e o Endocem MTA (Maruchi, Seul, Coreia). A desvantagem destes produtos relativamente novos é a falta de conclusões baseadas na investigação.[65]

RESSECÇÃO DA EXTREMIDADE DA RAIZ

Uma vez removido o tecido de granulação, o ápice da raiz é claramente identificado. 3 mm da ponta da raiz são ressecados perpendicularmente ao longo eixo da raiz. Para realizar isto eficazmente, deve ser utilizada uma broca Lindemann numa peça de mão com um ângulo de 45 graus (TwinPower Turbine 45 (Morita, Japão), N45S (Brasseler, EUA) ou uma peça de mão com um ângulo semelhante, utilizando uma pulverização abundante de água. Como regra prática, 3 mm de ressecção radicular equivalem aproximadamente ao dobro da largura de uma broca Lindemann.

Após a ressecção da extremidade da raiz, a remoção completa de todo o tecido de granulação é facilitada, uma vez que, frequentemente, existe tecido de granulação remanescente atrás da ponta da raiz.

A literatura endodôntica das últimas duas décadas sustenta várias razões para a ressecção da parte apical da raiz durante a cirurgia periapical: [40]

- Remoção de processos patológicos.
- Remoção de variações anatómicas (deltas apicais, canais acessórios, ramificações apicais, curvas severas).
- Remoção de acidentes iatrogénicos (saliências, bloqueios, perfurações, perfurações em tira, instrumentos separados).
- Melhoria da remoção do tecido de granulação.
- Acesso ao sistema de canais quando o acesso coronal está bloqueado ou quando o acesso coronal com retratamento não cirúrgico é demorado e demasiado invasivo.

- Criação de um selo apical.

- Avaliação do selamento apical.

Redução dos ápices radiculares fenestrados.

Ocorre principalmente nos pré-molares superiores e nos primeiros molares superiores, mas pode ocorrer em qualquer parte da dentição. Está associada a sintomas de sensibilidade à palpação no local da fenestração. Nestes casos, os ápices fenestrados são ressecados até ao nível do osso, de modo a que toda a circunferência da raiz seja envolvida por osso. Desta forma, as raízes ficam completamente cobertas por osso após a cicatrização, o que, na maioria das vezes, leva à eliminação dos sintomas pré-operatórios.

Avaliação de fracturas radiculares verticais completas ou incompletas. A presença de uma fratura pode explicar os casos em que a obturação do canal radicular é considerada satisfatória radiograficamente, mas há persistência de sintomas clínicos. A ressecção da extremidade da raiz, a coloração com um corante como o azul de metileno (Vista Dental, Racine, WI, EUA) e a inspeção irão expor estas fracturas que, de outra forma, não são detectadas na radiografia pré-operatória.

Não existe consenso quanto à quantidade de raiz que deve ser ressecada. Um estudo anatómico do ápice radicular realizado na Universidade da Pensilvânia revelou que é necessário remover pelo menos 3 mm da extremidade da raiz para reduzir 98% das ramificações apicais e 93% dos canais laterais.

A regra dos 3 mm para a ressecção radicular não se aplica a determinadas situações em que devem ser avaliadas diversas variáveis. A proximidade da ponta da raiz com o canal mandibular, o nervo mental ou a membrana sinusal, por exemplo, pode exigir uma ressecção radicular mais coronal para evitar interferir com essas entidades anatómicas.

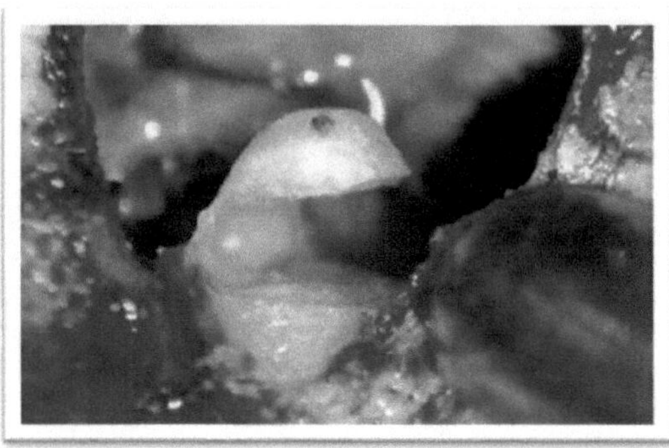

Figura 34: 3 mm da extremidade da raiz do dente #6 é ressecada (ampliação ×10). (Cortesia do Dr Francesco Maggiore)

As raízes que estão inclinadas para a língua podem necessitar de mais de 3 mm de ressecção da extremidade da raiz para visualizar todas as estruturas anatómicas. O mesmo princípio aplica-se às raízes que apresentam uma fenestração do osso cortical, principalmente pré-molares e molares superiores. Outros factores, como a forma da raiz, a presença de múltiplos canais acessórios ao nível da ressecção, a espessura das paredes dentinárias, a presença e localização de uma perfuração, saliência ou instrumento separado, a extensão apical de um pilar ou qualquer material de fixação duro podem ditar o nível de ressecção da raiz.

O nível de osso da crista e a presença de defeitos periodontais também devem ser considerados antes de decidir o nível de ressecção da raiz. Finalmente, a eliminação de uma linha de fratura vertical incompleta também pode exigir o corte

144

de mais de 3 m de raiz. Para verificar uma ressecção completa da ponta da raiz, a superfície da raiz tem de ser corada com azul de metileno e inspeccionada com uma ampliação média (×10 a ×12) para detetar a presença do ligamento periodontal (PDL).

Quando uma ressecção completa da extremidade da raiz foi efectuada, o PDL aparece como uma linha circular ininterrupta em torno da superfície da raiz. Uma linha parcialmente interrompida indica que apenas parte da raiz foi ressecada. Após a coloração com azul de metileno, o PDL aparece como uma linha circular ininterrupta em torno da superfície da raiz (ampliação × 16).

Neste caso, a ressecção deve estender-se mais profundamente para lingual e provavelmente mais coronalmente. A ressecção incompleta da raiz é uma das razões mais comuns para o fracasso de uma cirurgia. A CBCT mostraria melhor a profundidade e a espessura de uma extremidade da raiz ao nível de 3 mm.[41,42,43]

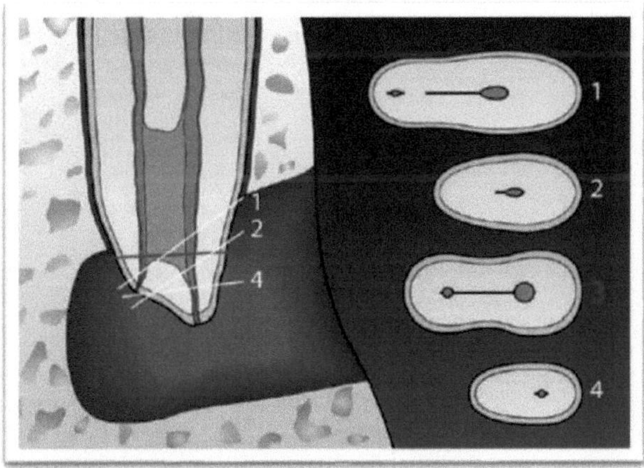

Figura 35: Normalmente, um bisel num ângulo de 45 graus numa raiz larga ou ovalada pode revelar

o canal vestibular (ver nível de corte 1), enquanto o canal lingual ou os canais acessórios que emergem dos canais principais na direção lingual podem não ser detectados. Corte ideal sem bisel (ver corte nível 3, cor vermelha)

Ressecção da extremidade da raiz: Bisel íngreme versus bisel raso

Com uma técnica cirúrgica tradicional, recomendava-se que o ângulo de ressecção da extremidade da raiz fosse de 45 graus a 60 graus a partir do eixo longo da raiz, virado para o aspeto vestibular ou facial da raiz. O único objetivo deste bisel acentuado era proporcionar uma maior visibilidade direta da superfície da raiz cortada e permitir ao cirurgião efetuar uma preparação da extremidade da raiz com uma broca numa peça de mão angulada de alta ou baixa velocidade.

No entanto, não existe qualquer justificação biológica para criar um bisel acentuado na extremidade da raiz ressecada. Quanto mais acentuado for o bisel, maior será o potencial de ocorrência de uma das seguintes complicações:

Danos ou remoção desnecessária do osso de suporte bucal - Uma razão comum para o insucesso da cirurgia foi uma osteotomia grande e um ângulo de bisel agudo com a consequente comunicação endodôntica-periodontal. Com a utilização de instrumentos microcirúrgicos modernos e do microscópio cirúrgico, esta necessidade de uma remoção excessiva de osso saudável já não se justifica.

Ressecção incompleta da raiz - Isto pode levar à ausência total dos canais principais ou à ausência de quaisquer canais laterais ou ramificações. Isto pode ocorrer particularmente em raízes que se estendem bastante profundamente para a língua, como as raízes de um molar mandibular.

A anatomia do canal radicular não foi detectada no aspeto lingual/palatino da raiz. Normalmente, um bisel num ângulo de 45 graus numa raiz larga ou ovalada pode revelar o canal bucal, enquanto o canal lingual ou os canais acessórios que emergem dos canais principais numa direção lingual podem não ser detectados. .

A desorientação espacial do operador relativamente ao verdadeiro eixo longo do sistema de canais pode ser o resultado do bisel longo. Isto aumenta o risco de perfurações das paredes dentinárias linguais ou palatinas durante a preparação da extremidade da raiz. Os túbulos dentinários mais expostos na superfície da raiz cortada podem estar associados a um risco acrescido de microinfiltração bacteriana no pós-operatório. 5[43,44,4]

Um bisel de 0 graus cumpre os seguintes requisitos:

- Preservação do comprimento da raiz.
- Menos hipóteses de falta de anatomia lingual e de canais acessórios múltiplos.
- Ressecção completa da extremidade da raiz.
- Túbulos dentinários menos expostos.
- Os túbulos dentinários estão orientados mais perpendicularmente ao longo eixo do dente e, por isso, um bisel curto expõe menos túbulos.
- É mais fácil efetuar uma preparação da extremidade da raiz coaxialmente com a raiz. O preparo do extremo da raiz deve ser mantido dentro do longo eixo da raiz para evitar o risco de perfuração. Quanto mais longo for o bisel,

mais difícil será orientar e efetuar uma preparação coaxialmente com o dente).

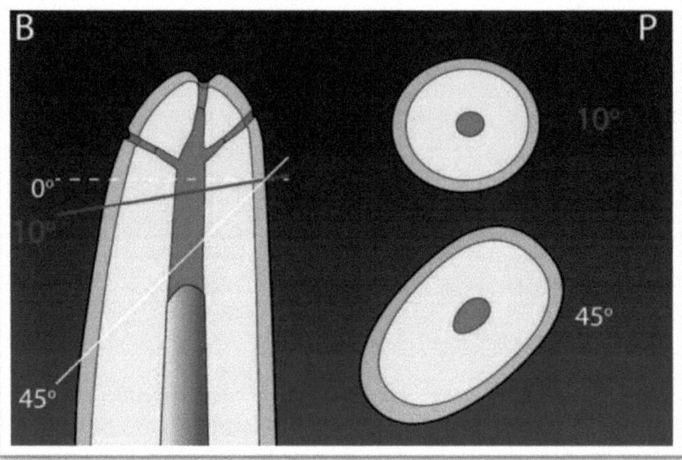

Figura 36: Um bisel com ângulo de 45 graus está associado a mais túbulos dentinários expostos na superfície radicular cortada, o que pode estar associado a um maior risco de microinfiltração bacteriana no pós-operatório

Foi referido que o retratamento não cirúrgico seguido de ressecção da extremidade da raiz sem preenchimento da extremidade da raiz é uma opção de tratamento alternativa aceitável.

Assim, a eliminação da lesão perirradicular por si só resultará provavelmente na recorrência da lesão. Inicialmente, pode haver uma cessação dos sintomas e uma melhoria radiográfica, mas esta é apenas temporária.

Após a realização de uma osteotomia de pequena dimensão, a ressecção completa da extremidade da raiz e a remoção de todo o tecido de granulação, a hemostase tem de ser restabelecida. A hemorragia ocorre apesar do efeito vasoconstritor do agente anestésico. É imperativo que o operador mantenha o controlo total do ambiente cirúrgico.[45,]

PRINCÍPIOS DA CICATRIZAÇÃO DE FERIDAS

Praticamente os mesmos princípios de cicatrização aplicam-se tanto à terapia não cirúrgica do canal radicular (NSRCT) como à microcirurgia apical. A principal diferença é que a cicatrização após a cirurgia requer a formação de um coágulo sanguíneo. A excisão cirúrgica pode resultar num processo de cicatrização mais rápido em comparação com o NSRCT, que apresenta uma dinâmica de cicatrização mais lenta. Após uma NSRCT bem sucedida, os tecidos inflamatórios periapicais serão eliminados, principalmente por desbridamento fagocítico.

As fases básicas da cicatrização de feridas podem ser divididas em três etapas que se sobrepõem: inflamação, proliferação e remodelação. Dentro destas três fases gerais, ocorre uma série complexa e coordenada de eventos que incluem quimiotaxia e fagocitose durante a fase inflamatória. A neocolagénese, a epitelização e a angiogénese resultam na formação de tecido de granulação durante a fase de proliferação. Durante a fase final de remodelação, há uma remodelação ativa do colagénio e uma maturação do tecido que culmina na reparação ou na regeneração.[66]

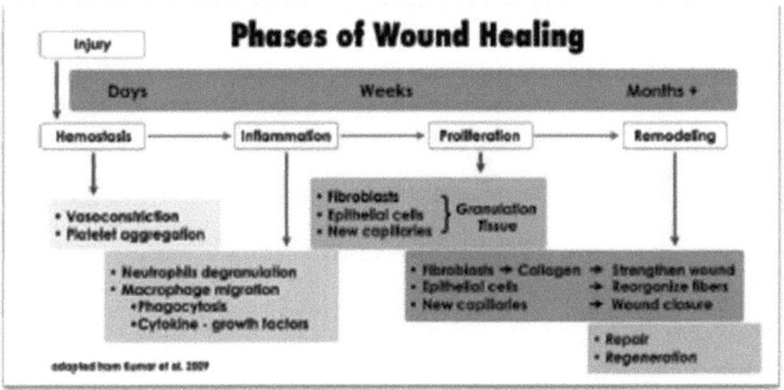

Figura 44: Fases da cicatrização de feridas

Cicatrização após microcirurgia apical

Após a microcirurgia apical, a cicatrização ocorre em dois componentes:

(1) Cicatrização óssea envolvendo osso trabecular e cortical e

(2) Cicatrização dentoalveolar que resulta na reparação ou regeneração do aparelho de fixação apical (osso alveolar, ligamento periodontal e cemento). 7[6]

Após a cirurgia apical, a cavidade ressecada é ocupada por um coágulo, que é lentamente substituído por tecido de granulação proveniente do ligamento periodontal e do endósteo. A formação de osso novo começa na área interna e progride externamente em direção ao nível da antiga placa cortical. À medida que o novo osso tecido atinge a lâmina própria, a membrana sobrejacente torna-se periodonto funcional (cicatrização óssea). As células progenitoras do ligamento periodontal diferenciam-se em células do ligamento periodontal e cementoblastos para cobrir a superfície da raiz ressecada e levar à regeneração do cemento e do ligamento periodontal (cicatrização dentoalveolar).[67]

151

Cura incompleta/Formação de cicatrizes

A formação de tecido cicatricial após a cirurgia apical tem sido amplamente estudada. Foi demonstrado que 26% dos defeitos radiograficamente maiores que 10 mm resultaram na formação de cicatriz após a cirurgia apical. Para além disso, quando o defeito ósseo perfurou ambas as placas corticais ("lesão através de"), a incidência de formação de tecido cicatricial pode atingir os 60%. Radiograficamente, a formação de cicatriz tem sido caracterizada por uma aparência típica de explosão solar devido a trabéculas ósseas que irradiam de um centro da lesão que pode permanecer radiolúcida indefinidamente. Até à data, os mecanismos de formação de cicatrizes não são totalmente compreendidos. No entanto, durante a cicatrização incompleta, a cicatrização é de natureza periosteal e progride do exterior da lesão para o interior, resultando num defeito residual e na acumulação de tecido fibroso não funcional.[67]

Avaliação da cicatrização após cirurgia apical

Histologicamente, foram observados três modos de cicatrização após a cirurgia apical: cicatrização com reformação do PDL e inflamação ligeira ou inexistente; cicatrização com tecido cicatricial fibroso, anquilose ocasional e vários graus de inflamação; e inflamação periapical moderada ou grave sem formação de tecido cicatricial. Além disso, quando os achados histológicos foram correlacionados com a aparência radiográfica bidimensional, os casos foram definidos como cicatrização completa, cicatrização incompleta (formação de tecido cicatricial), cicatrização incerta e cicatrização insatisfatória.

Também é importante notar que, se uma lesão quística radicular tiver sido tratada cirurgicamente, não haverá recorrência, mesmo que o revestimento epitelial não tenha sido completamente enucleado. Os restos de tecidos epiteliais omitidos durante o processo de remoção têm o potencial de regredir, possivelmente através do mecanismo de apoptose.[68,69]

Avaliação da cicatrização através de CBCT

As imagens de CBCT oferecem uma visualização superior das caraterísticas anatómicas em três dimensões, bem como a avaliação dos defeitos ósseos e da cicatrização de feridas. Uma das caraterísticas da CBCT é o facto de ilustrar os defeitos no osso esponjoso e no osso cortical separadamente, tornando-a uma ferramenta mais sensível para identificar a periodontite apical.

Além disso, a reconstrução da imagem ocorre num modo de reformação multiplanar, que permite realçar regiões e estruturas anatómicas específicas à volta da superfície da raiz ressecada, como o espaço do ligamento periodontal, a lâmina dura e a placa cortical. Além disso, permite a diferenciação entre várias densidades ósseas.

As estruturas anatómicas acima mencionadas são centrais para os critérios actuais utilizados para avaliar a cicatrização da cirurgia apical em TCFC. Por exemplo, a cicatrização completa é atribuída aos casos em que o espaço do ligamento periodontal e a lâmina dura se reformaram completamente sobre as superfícies radiculares ressecadas.

Outros padrões de cicatrização interessantes observados na TCFC incluem a cicatrização completa na vizinhança imediata da superfície da raiz ressecada, juntamente com uma reparação completa do osso cortical em termos de largura e densidade; no entanto, o osso trabecular adjacente à raiz ressecada é de baixa densidade. Esses casos podem ser atribuídos a uma cicatrização limitada, que é considerada um resultado bem-sucedido.

Essa diferenciação entre várias densidades ósseas é exclusiva da TCFC. Foi levantada a hipótese de que as áreas radiolúcidas reduzidas representam tecido cicatricial, osso imaturo ou tecido semelhante ao osso sem mineralização adequada, que nesta fase específica da cicatrização não seria suficientemente radiopaco para ser detectado pela TCFC.

Outra observação interessante diz respeito à posição do dente na arquitetura óssea. É nesse ponto que a avaliação pré-cirúrgica por meio da TCFC torna-se uma etapa essencial no planejamento do tratamento. Observou-se que houve uma cicatrização superior em dentes posicionados mais profundamente na arquitetura dentária (ou seja, circundados por osso, exceto na região apical, onde havia radiolucidez e fenestração da placa cortical) do que em dentes posicionados muito vestibularmente, onde as raízes eram muito proeminentes e uma placa cortical muito fina as recobria, embora não houvesse fenestração da placa cortical.

Nestes casos, a colocação de um enxerto ósseo e/ou de uma membrana à base de colagénio pode ajudar no processo de cicatrização. O enxerto ósseo permitirá o espessamento da placa cortical, enquanto a membrana de colagénio conterá o material de enxerto ósseo e impedirá que as células epiteliais penetrem no local da osteotomia. Desenvolvimentos recentes no material de enxerto sugerem a utilização de um material de aumento à base de colagénio que funcione como enxerto ósseo e como membrana.[70]

PROCEDIMENTOS NA MAXILA POSTERIOR

Um dos dentes mais comuns que requerem cirurgia endodôntica de microcirurgia é o molar superior, devido à sua anatomia complicada envolvendo a raiz mesiovestibular. Anatomia aberrante envolvendo a raiz distobucal também pode ocorrer, especialmente nos casos em que a distobucal pode estar fundida às raízes mesiobucal ou palatina. Um número significativo de dentes pré-molares superiores também pode apresentar periodontite apical não cicatrizante. Devido às condições anatómicas e de restauração que envolvem os dentes pré-molares com raízes finas, a cirurgia endodôntica pode ser o procedimento preferido na maioria dos casos.[71,72]

PRÉ-MOLARES SUPERIORES

Acesso

Os pré-molares superiores representam alguns dos casos mais simples de tratar devido ao acesso e, noutras ocasiões, podem ser os dentes mais difíceis de aceder devido à raiz palatina. Pode apresentar um desafio significativo devido à sua localização palatina profunda, secção transversal fina e uma posição mesial e superior da ponta da raiz em relação ao ponto de vista do operador. Em casos de raízes vestibulares e palatinas amplamente espaçadas de um primeiro pré-molar superior, devido à inclinação vestibulolingual do dente e ao ponto de vista do operador, muitas vezes é necessária uma maior ressecção da raiz vestibular com a osteotomia estendida mesialmente, perto do canino adjacente, a fim de aceder e visualizar a extremidade da raiz palatina. O planeamento pré-cirúrgico por TCFC é essencial para localizar a raiz palatina, evitando danos no canino adjacente e preservando o comprimento da raiz vestibular.

Instrumentação

A preparação das extremidades das raízes dos pré-molares superiores é um processo delicado devido à estrutura muito fina destas raízes, e muitas vezes a curvatura das raízes no terço apical pode ser abrupta. Pode ser um desafio determinar o ângulo correto da ponta de ultra-sons, e isto deve ser feito com uma ampliação reduzida.

Exposição do seio

Frequentemente, durante a cirurgia na região posterior do maxilar, é possível encontrar o seio maxilar. A membrana Schneideriana tem uma tonalidade azulada e, ao microscópio, podem ver-se pequenos vasos a atravessar a membrana do seio.

Quando a raiz ou o tecido de granulação perfura o seio maxilar, uma das técnicas para proteger o seio maxilar da entrada de demasiados detritos é a técnica da "bolinha de algodão". Estimar o tamanho da perfuração do seio, preparar uma bola de algodão ligeiramente maior do que a perfuração e colocar uma sutura através da bola de algodão. Dê um nó na sutura e corte a agulha, depois coloque a bola de algodão propositadamente no seio com a sutura para fora e puxe a bola de algodão com a sutura até ficar encravada contra a parede do seio, atrás da ponta da raiz.

Outra técnica, quando uma ponta de raiz está claramente no seio, é cortar todos os 3 mm da extremidade de uma só vez, em vez de raspar a extremidade da raiz pouco a pouco. Para isso, o operador ou o assistente segura a ponta da raiz com um alicate universitário, enquanto o operador corta a ponta da raiz, removendo-a de uma só vez.

O prognóstico da cirurgia endodôntica não é alterado quando o seio é perfurado. Recomenda-se a realização de uma TCFC antes da cirurgia para delinear claramente a proximidade do seio com o sítio cirúrgico, bem como para saber se a lesão apical perfura a cavidade sinusal. Mesmo que uma lesão periapical seja extensa e oblitere a membrana do seio, após a cirurgia para remover a lesão, a membrana do seio pode reformar-se.

A microcirurgia endodôntica pode ser indicada quando existe um corpo estranho, como uma lima separada ou um enchimento excessivo de guta percha durante o tratamento convencional. Uma CBCT pré-cirúrgica será fundamental para mostrar exatamente onde se encontra o corpo estranho e se está no seio.

PRIMEIROS MOLARES SUPERIORES

Acesso

A microcirurgia endodôntica em molares superiores é também um meio previsível de tratar a periodontite apical persistente. Quanto mais posterior o dente estiver posicionado, maior será o desafio. O acesso pode ser limitado por várias razões, mas principalmente devido a tecidos moles e lábios apertados que impedem a retração suficiente para alcançar uma peça de mão em posição enquanto um retractor também está presente. O processo coronoide pode estar próximo do osso alveolar e impedir também o acesso com a peça de mão.

Uma vez que o acesso pela vestibular pode ser estabelecido, o tratamento das raízes vestibulares dos molares superiores apresenta desafios de abordar adequadamente as raízes largas que contêm múltiplos canais, especialmente as raízes mesiobucais e distobucais, que estão fundidas às raízes palatinas. Estas raízes requerem uma ressecção significativa num bisel quase a zero grau. Estudos anatómicos mostram que as raízes mesiovestibulares dos molares superiores requerem 4 mm de ressecção apical para expor previsivelmente o istmo entre múltiplos canais, para que possam ser limpos e obturados eficazmente, mas esta ressecção deve ocorrer com pouco ou nenhum bisel para revelar o canal mais palatino. A angulação ou o eixo longo do canal MB2 nas raízes mesiovestibulares está normalmente orientado para longe do operador, em direção ao palato, e requer o reconhecimento e a alteração da ponta ultra-sónica durante a preparação da extremidade da raiz para uma com um ângulo obtuso, de modo a preparar adequadamente o canal ao longo do seu eixo longo. A utilização de imagens de CBCT proporciona ao operador a vantagem de reconhecer a posição e a angulação do canal no pré-operatório.

Abordagem palatal

A cirurgia palatina é algo que é importante aprender, mas mesmo o microscópio tem limitações quando a cirurgia palatina é indicada. Uma TCFC é altamente recomendada antes da cirurgia palatina, a fim de determinar a proximidade do ápice da raiz palatina com o osso, bem como determinar se a raiz está no seio. Além disso, dependendo da proximidade da raiz palatina com as raízes vestibulares, a possibilidade de uma abordagem cirúrgica vestibular à raiz palatina pode ser viável.

Na maior parte dos casos, a cirurgia palatina deve ser limitada aos primeiros molares ou anteriores a estes, uma vez que os segundos molares podem ser inacessíveis e apresentar mais riscos anatómicos. O forame palatino maior está localizado 3-4 mm antes do bordo posterior do palato duro, com o nervo e os vasos a correrem anteriormente na submucosa.

Outras recomendações ao realizar a cirurgia palatina são estender o retalho por mais tempo, de modo a ter um acesso mais fácil ao local e aliviar alguma da pressão sobre os tecidos que estão a ser elevados. Os segundos molares não só são de difícil acesso, como também estão próximos da artéria palatina maior/feixe nervoso. Por conseguinte, em vez de tentar a cirurgia nos segundos molares, deve considerar-se a reimplantação.

Assim, durante a cirurgia apical, apenas a raiz palatina terá de ser ressecada, sem necessidade de uma retropreparação ultra-sónica e de uma obturação da extremidade da raiz.

SEGUNDOS MOLARES SUPERIORES

Os segundos molares superiores são um desafio devido aos seguintes factores:

- Posição posterior, o que cria dificuldades de acesso
- Inclinação do dente em que as pontas das raízes estão posicionadas mais profundamente no alvéolo em direção palatina
- Posição da raiz MB em relação à raiz DB do primeiro molar, quando o ápice da raiz mesiovestibular de um segundo molar se encontra atrás da raiz distovestibular do primeiro molar

- A fusão de raízes é comum na criação de istmos e barbatanas que devem ser encontrados e tratados.

A avaliação pré-operatória do local da cirurgia, incluindo a avaliação das inclinações e proximidades das raízes adjacentes, é essencial, especialmente quando se tenta efetuar uma cirurgia apical numa raiz mesiovestibular de um segundo molar que se encontra junto a uma raiz distovestibular de um primeiro molar vital. As imagens de CBCT fornecerão informações úteis sobre a proximidade e a profundidade das raízes em relação aos dentes adjacentes. Uma vez que a posição do operador é frequentemente num ângulo mesial em relação ao dente, em vez de diretamente em linha, os tecidos moles flexíveis e algum espaço entre as raízes do primeiro e segundo molares.[71,72]

PERFURAÇÃO CIRÚRGICA DA RAIZ

As perfurações radiculares têm um impacto negativo no prognóstico a longo prazo dos dentes tratados endodonticamente, uma vez que conduzem à destruição dos tecidos periodontais de suporte adjacentes e à degradação óssea. As perfurações podem ocorrer como resultado da reabsorção radicular ou podem ser resultado de um erro iatrogénico durante o tratamento endodôntico ou a preparação do espaço pós-tratamento.

A reparação de perfurações pode ser um desafio e, se não for bem sucedida, pode resultar num mau prognóstico. Historicamente, a reparação de perfurações tem uma taxa de sucesso baixa e os médicos optam frequentemente por extrair do que tentar reparar.

Devido à anatomia do sistema radicular e ao acesso limitado aos locais de perfuração através do espaço do canal radicular, os resultados da reparação não cirúrgica da perfuração podem ser imprevisíveis, mesmo quando é utilizado um cimento biocompatível como o MTA. Além disso, muitas perfurações causadas por brocas de pós-preparação ou sistemas de pinos activos podem resultar numa perfuração em forma de tira ou oval que pode ser impossível de selar completamente sem intervenção cirúrgica.

No entanto, a utilização da TC de feixe cónico, do microscópio cirúrgico, das pontas ultra-sónicas, dos instrumentos microcirúrgicos e dos materiais biologicamente compatíveis, como o MTA e a biocerâmica, tornou a reparação da perfuração uma opção de tratamento previsível com um prognóstico favorável a longo prazo. No passado, era geralmente aceite que quanto maior fosse o tempo decorrido entre a perfuração e a reparação, pior seria o prognóstico. Assim sendo, também se observou uma cicatrização significativa na reparação de locais de perfuração antigos com inflamação crónica e tecido epitelial com tratamento microcirúrgico. Este tecido pode ser removido de forma eficiente e previsível, permitindo uma melhor reparação, fixação e maior capacidade de sobrevivência do dente a longo prazo.

Possíveis desafios à reparação não cirúrgica de perfurações

1. Incapacidade de discernir o tamanho e a forma exactos do defeito de perfuração.

2. Dificuldade de acesso ao local da perfuração através do sistema de canais radiculares.

3. Dificuldade em controlar a quantidade de material de reparação que é extrudido para o periodonto e para o osso de suporte, o que pode aumentar as probabilidades de inflamação crónica e de insucesso.

4. Incapacidade de remover o material de reparação excessivamente estendido que se encontra no tecido periodontal e no osso de suporte.

5. Uma quantidade excessiva de hemorragia no local da perfuração pode interferir com a fixação do material de reparação.[73]

Factores que aumentam o prognóstico positivo a longo prazo da reparação de perfurações

1. Selagem completa do local da perfuração. Isto permite que o tecido periodontal e o osso se reconstruam, reparem e possivelmente se fixem ao material de reparação da perfuração. A selagem completa do local da perfuração impede a fuga de bactérias e dos seus subprodutos, ou de quaisquer outros irritantes do sistema de canais radiculares que causem inflamação ou doença.

2. Restauração da anatomia original da superfície perfurada da raiz. Isto permitiria às células periodontais e ósseas vizinhas reorganizarem-se e alinharem-se o mais próximo possível da sua posição tecidular original.

3. Biocompatibilidade dos materiais de reparação de perfurações.

Muitos materiais de restauração, como a amálgama e o compósito, induzem uma reação inflamatória, que pode resultar na formação de tecido conjuntivo fibroso e, em última análise, levar ao fracasso.

Os requisitos para o material de reparação de perfurações são:

a) Biocompatibilidade

b) Facilidade de utilização

c) Não reabsorvível

d) Resistência a fugas marginais

e) Tempo de fixação razoável

f) Radiopacidade.

O MTA, o SuperEBA, o Geristore e o Bioceramic são materiais que demonstraram um sucesso pós-operatório a longo prazo na reparação de perfurações. Muitos estudos confirmam que o cimento MTA promove a cicatrização de reparações no local da perfuração. O Geristore (ionómero de vidro modificado com resina) também apresenta resultados favoráveis quando utilizado em determinadas condições. Nenhum destes materiais possui todos os requisitos para um material de reparação de perfurações ideal. Apesar de a adesão inicial do MTA ao local da cavidade ser superior, a saliva e os fluidos sanguíneos podem facilmente lavar o cimento do MTA e causar falhas. O material de reparação radicular biocerâmico está agora disponível numa formulação de presa rápida. Apesar de o material endurecer em 9-14 minutos, não tem a força necessária para resistir à destartarização e ao planeamento radicular se for colocado acima da gengiva, especialmente em casos de reparação radicular cervical. O Geristore é um material estável, tem um tempo de presa rápido e uma resposta favorável do tecido periodontal adjacente. No entanto, o Geristore pode ser difícil de manipular e deve ser mantido um campo completamente seco durante a sua aplicação. [74,75]

4. Momento da reparação da perfuração. A reparação da perfuração deve ser efectuada o mais próximo possível do momento da perfuração. Esta é uma consideração extremamente importante quando o local da perfuração está próximo do nível cervical e se comunica com o sulco. A hipótese de reparação completa do tecido circundante pode diminuir drasticamente se o tratamento for adiado.

5. Localização da perfuração. Quando o local da perfuração está completamente rodeado por osso saudável, a taxa de sucesso aumenta significativamente após a reparação. A cicatrização após um tratamento bem sucedido de uma lesão deste tipo

é semelhante à de um canal radicular infetado com patologia lateral proveniente de um canal lateral ou de um forame apical.

6. Oclusão. O dente perfurado tratado deve ter uma oclusão normal a mínima após a reparação da perfuração. A oclusão hiperoclusiva/traumática pode comprometer o resultado do tratamento.

7. Falta de mobilidade dentária. É importante manter a mobilidade ao mínimo para permitir a cicatrização adequada dos tecidos. Se o dente tratado tiver mobilidade de Classe II ou III, deve considerar-se a colocação de uma tala como parte do tratamento de reparação da perfuração.

8. Competências técnicas do operador. A atenção aos pormenores na reparação cirúrgica de perfurações é crucial para um resultado bem sucedido a longo prazo.

REPARAÇÃO CIRÚRGICA DE PERFURAÇÕES

Técnicas

O principal objetivo da reparação cirúrgica de perfurações é eliminar a inflamação e a infeção do local da perfuração e estabelecer um ambiente saudável para a regeneração óssea. A maioria das perfurações mecânicas criadas por brocas pós-preparação são anguladas para vestibular, mesial ou distalmente à superfície da raiz. As perfurações linguais ou palatinas são menos prováveis de ocorrer devido à angulação dos dentes nos maxilares superior e inferior.[73]

Assim que uma perfuração radicular é identificada por radiografia ou CBCT, o operador tem de determinar se a reparação da perfuração deve ser efectuada através de uma abordagem cirúrgica, de um tratamento intracanal não cirúrgico ou de uma combinação de ambos. Se o local da perfuração estiver bem rodeado por osso intacto, o retratamento não cirúrgico pode ser a primeira opção para a reparação da perfuração, utilizando MTA ou Bioceramic com uma abordagem intracanal. É importante efetuar uma avaliação de acompanhamento para determinar se é necessária uma reparação microcirúrgica. É importante que o operador evite o alisamento radicular da superfície que circunda o defeito de perfuração para preservar as fibras periodontais remanescentes que poderiam eventualmente permitir a reinserção.[76]

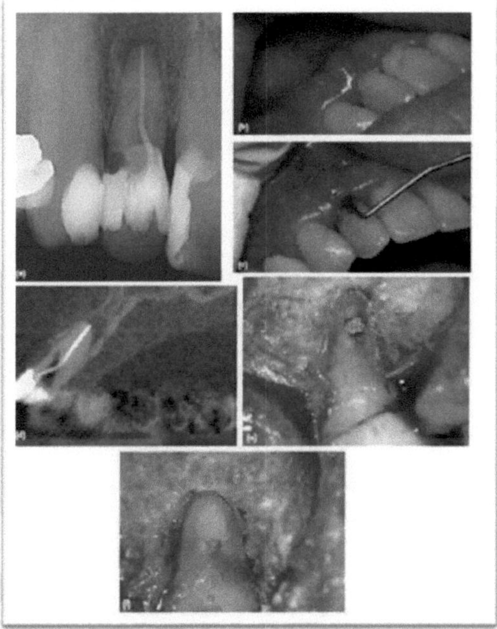

Figura 45: Perfuração bucal a nível subgengival na lateral direita do maxilar. O paciente foi encaminhado 24 horas após o tratamento endodôntico. Antes do tratamento microcirúrgico, o retratamento não cirúrgico envolveu a remoção da guta percha, a desinfeção, o medicamento

intracanal, a obturação da porção apical do canal com guta percha e a colocação intracanal de MTA no local da perfuração. Em seguida, exposição cirúrgica do local da perfuração e reparação com Geristore. A rápida cicatrização após a reparação cirúrgica da perfuração demonstra claramente a importância da intervenção cirúrgica imediata nestes casos. (a) Radiografia pré-operatória; (b) fotografia pré-operatória do inchaço bucal; (c) sondagem pré-operatória causada pela perfuração da raiz; (d) corte de CBCT mostrando a extensão da perfuração bucal; (e) exposição cirúrgica do MTA no local da perfuração; (f) perfuração reparada com Geristore.

As técnicas cirúrgicas utilizadas na reparação de perfurações dependem da localização da perfuração.

1. Perfuração da raiz no terço médio a apical rodeada por osso intacto com acesso cirúrgico adequado. Esta é a reparação de perfuração mais previsível e mais simples se o local da perfuração for totalmente acessível ao operador. O selamento do defeito de perfuração deve ser semelhante a uma obturação apical da extremidade da raiz.

Uma vez exposto cirurgicamente o local da perfuração, deve ser feita uma retropreparação de, pelo menos, 2 mm no interior da raiz, utilizando a ponta ultra-sónica adequada. Se um pilar metálico estiver a sobressair do local da perfuração ou próximo da superfície da raiz, o pilar deve ser cortado até, pelo menos, 2 mm no interior da raiz, sempre que possível, utilizando uma broca redonda de carboneto nova de tamanho 0,25 ou 0,5.

Podem ser efectuados cortes inferiores no interior da raiz através da abertura da perfuração para permitir uma melhor retenção do material de reparação. Uma vez introduzido o material de reparação no interior da cavidade da perfuração, este deve ser contornado com a superfície externa da raiz. Se o local da perfuração for grande e for reparado com um material suscetível de ser lavado, pode ser colocado sulfato de cálcio por cima do material. O material de reparação radicular biocerâmico (Brasseler: Savannah, GA) deve ser considerado quando existe a preocupação de que o MTA possa sair por lavagem.

2. Perfuração que causou um defeito de furca com acessibilidade limitada ao local da perfuração. Nestes casos, os melhores resultados são obtidos através da introdução de material de reparação de cimento através do espaço do canal radicular ou do espaço de preparação do pilar. Se um pilar já estiver cimentado, está indicada a remoção do pilar.

Depois de o canal para o local da perfuração ter sido cuidadosamente instrumentado e desinfectado, podem ser utilizados materiais de reparação biocompatíveis, como a Biocerâmica ou o MTA, para selar este espaço. O material pode ser empurrado firmemente para o local da perfuração e uma radiografia pós-operatória deve confirmar um selamento contínuo da perfuração sem espaços vazios. Após o selamento completo do canal e do acesso coronal, é levantado um retalho abaixo do nível do local da perfuração para permitir o acesso completo para remover qualquer excesso de material.

Uma vez removido o material em excesso, é importante restaurar a anatomia original da superfície da raiz utilizando instrumentos de acabamento microcirúrgicos. Esta intervenção cirúrgica pode ser efectuada numa segunda visita, cerca de 24 horas após a reparação não cirúrgica da perfuração, para permitir a fixação completa do material.

3. Perfuração na área interproximal com acesso limitado ao local da perfuração. Com estas perfurações, é importante que o operador preserve o osso saudável e evite danos nos dentes adjacentes. Se o local da perfuração não for totalmente acessível durante o tratamento cirúrgico, será necessária a remoção da restauração para que o material de reparação tenha um caminho intracanal para chegar ao defeito da perfuração. O excesso de material de reparação pode ser removido cirurgicamente.

4. Perfuração a nível cervical com comunicação direta para a cavidade oral. Este tipo de perfuração é um desafio endodôntico/periodontal e a reparação pode ser menos previsível, principalmente devido ao potencial questionável de regeneração e fixação do tecido periodontal. O sucesso da reparação deste tipo de perfuração depende muito do tempo de tratamento.[77]

Tratamento cirúrgico para reabsorção radicular externa

A reabsorção radicular externa é o resultado da atividade osteoclástica na superfície externa da raiz, enquanto a reabsorção radicular interna está associada a uma inflamação crónica de longa duração da polpa, que por sua vez resulta na atividade destrutiva celular de células gigantes multinucleadas nas paredes dentinárias. Se a reabsorção radicular interna não for tratada numa fase inicial com terapia endodôntica, pode progredir para se tornar externa, perfurando a superfície da raiz e comunicando com o tecido periodontal. O tratamento cirúrgico da reabsorção radicular interna não está indicado após a terapia endodôntica convencional, a menos que tenha causado uma perfuração externa da raiz e a obturação não cirúrgica do canal se revele insuficiente para a cicatrização necessária dos tecidos perirradiculares de suporte.[73]

É importante determinar a etiologia da reabsorção radicular externa antes de qualquer intervenção cirúrgica: em primeiro lugar, para determinar se o tratamento cirúrgico está indicado e, em segundo lugar, para evitar a potencial recorrência da reabsorção após a reparação cirúrgica da superfície radicular danificada.

A avaliação e o diagnóstico diferencial devem incluir uma revisão cuidadosa de uma possível história de trauma ou tratamento ortodôntico, testes de vitalidade pulpar, sondagem periodontal, TCFC e avaliação da oclusão. Se se verificar que a reabsorção radicular externa está associada a tecido pulpar cronicamente inflamado ou infetado, o tratamento endodôntico deve preceder qualquer tratamento cirúrgico para reduzir o fator etiológico desencadeante que pode ter levado à atividade osteoclástica. Isto é comum em lesões traumáticas que podem resultar numa polpa necrótica e em danos no cemento e no ligamento periodontal. O tratamento do canal radicular pode nem sempre ser necessário antes da reparação cirúrgica da reabsorção radicular externa, se essa reabsorção não estiver diretamente associada ao tecido pulpar dentário ou na sua proximidade. A reparação cirúrgica de perfurações causadas por reabsorções radiculares externas deve ser abordada de forma semelhante às perfurações radiculares mecânicas, exceto que o operador deve determinar a etiologia da reabsorção, uma vez que esta deve ser abordada durante ou antes da cirurgia.[76]

Assim que os tecidos gengivais são reflectidos e o acesso à reabsorção é estabelecido, observa-se normalmente o crescimento de tecido inflamatório no defeito de reabsorção. Este tecido deve ser removido utilizando uma escavadora seguida de uma broca redonda de alta velocidade de tamanho adequado. Nos casos em que se encontra tecido ósseo duro a crescer no interior do defeito de reabsorção, tal como na anquilose dentoalveolar (ou seja, reabsorção de substituição), é importante estabelecer um limite claro entre o tecido ósseo circundante e a superfície externa da raiz sonora, removendo e separando o tecido ósseo no interior do defeito do tecido ósseo circundante, utilizando uma broca redonda de alta velocidade. Se necessário, podem ser feitos cortes inferiores no interior da superfície da raiz utilizando pontas ultra-sónicas cirúrgicas antes de restaurar o local do defeito preparado. Tal como nas reparações de perfurações cirúrgicas, os materiais de eleição para a reparação de reabsorções são o MTA, o Geristore ou a Biocerâmica.[76]

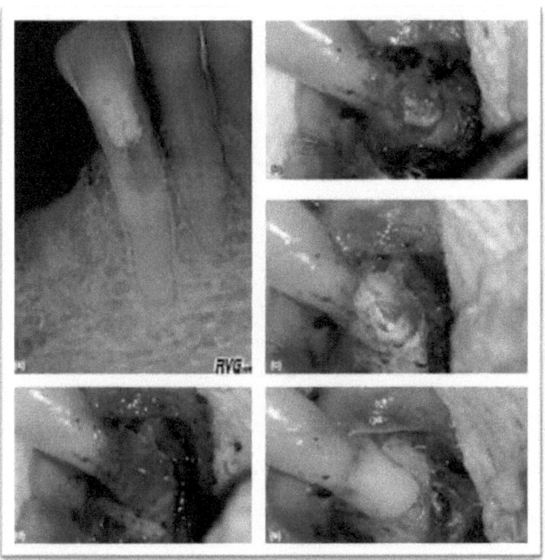

Figura 46: Reabsorção radicular externa subgengival na vestibular de um canino mandibular direito, reparada com Geristore. (a) Radiografia pré-operatória mostrando a extensão da reabsorção radicular quase até ao nível médio da raiz; (b) exposição cirúrgica do defeito; (c) tecido inflamatório removido do local da reabsorção utilizando uma escavadora e uma pequena broca redonda; os cortes inferiores também podem ser feitos no interior da raiz utilizando uma ponta cirúrgica ultra-sónica; (d) ataque ácido aplicado; (e) Geristore foi colocado e polido com brocas de acabamento.

Os defeitos de reabsorção radicular externa que comunicam com o sulco são melhor restaurados com Geristore, enquanto os defeitos de reabsorção rodeados por tecido ósseo são melhor restaurados com Bioceramics. É necessário efetuar um acompanhamento para determinar se ocorrem complicações periodontais e, por conseguinte, se está indicada uma futura cirurgia periodontal.[76]

REPLANTAÇÃO INTENCIONAL

A reimplantação intencional é definida como "a remoção intencional de um dente e a sua substituição quase imediata com o objetivo de obturar os canais apicalmente enquanto o dente está fora da cavidade".

As taxas de sucesso da reimplantação intencional variaram entre 34% e 95%. Os parâmetros variam muito e foi difícil chegar a um consenso.[77]

Indicações

Acesso difícil.

O acesso cirúrgico aos segundos molares inferiores é extremamente difícil. À medida que se avança mais posteriormente na mandíbula, o osso torna-se muito mais espesso, devido à crista oblíqua externa, e as raízes dos segundos molares inferiores inclinam-se mais para a língua do que as dos primeiros molares. A quantidade de osso que tem de ser perfurado aumenta significativamente. O acesso também é um problema quando se efectua uma cirurgia apical em raízes palatinas. Uma abordagem vestibular a uma raiz palatina é possível quando o ápice da raiz se curva mais para vestibular. No entanto, a visibilidade é significativamente dificultada pelo arco zigomático. Além disso, a perfuração do seio maxilar é frequentemente uma preocupação. Uma abordagem palatina é tecnicamente desafiadora. Nos dentes maxilares com raízes convergentes, a reimplantação é uma excelente opção, dada a relativa facilidade de extração devido à espessura e maleabilidade da maxila.

Limitações anatómicas.

A proximidade dos dentes com pontos de referência anatómicos, como o forame mental ou o canal mandibular, torna a cirurgia arriscada devido à possível parestesia pós-operatória.

Perfurações em zonas não acessíveis cirurgicamente.

Uma abordagem cirúrgica tradicional exigiria a remoção desnecessária de osso e estrutura radicular para alcançar o local da perfuração.

Utilização de bisfosfonatos.

Está documentado que os bisfosfonatos orais e intravenosos prolongados podem causar osteonecrose quando é efectuada uma cirurgia oral. Uma vez que o reimplante envolve extração, este facto deve ser considerado durante o planeamento do tratamento e pode impedir que o reimplante seja uma opção para estes doentes.[78]

Reimplantação ou apicoectomia

Existem vantagens distintas da reimplantação em relação à cirurgia apical convencional. Não é necessário um retalho para o reimplante, reduzindo assim o trauma dos tecidos moles e melhorando a experiência de cicatrização. O dente reimplantado actua como uma "ligadura" natural e elimina qualquer ferida aberta. Uma vez que não é necessária uma osteotomia, a reimplantação não resulta em perda de osso bucal.[36]

Este facto facilita novamente a cicatrização pós-operatória. Durante a apicoectomia convencional, o campo de visão do clínico é limitado pela osteotomia e estruturas adjacentes, como o arco zigomático e o tecido da bochecha. Segurar um dente extraído permite um acesso total para inspecionar toda a superfície da raiz e a secção transversal ressecada. A manipulação de instrumentos microcirúrgicos e ultra-sónicos é mais fácil com o dente fora da boca.

O PDL contém não só fibras, mas também factores de crescimento e diferenciação que desempenham um papel vital na reparação do PDL danificado após o reimplante. O restabelecimento do PDL com pouca ou nenhuma reabsorção determina, em última análise, o resultado do procedimento.

Deve-se ter cuidado durante todo o procedimento para que a superfície da raiz seja suficiente para o restabelecimento do PDL e a prevenção da reabsorção. É de notar que a reabsorção transitória acompanha sempre a reimplantação. A reabsorção transitória ocorre logo após o reimplante, atinge o seu pico em 2-4 semanas, mas diminui para além de 2 meses.[78]

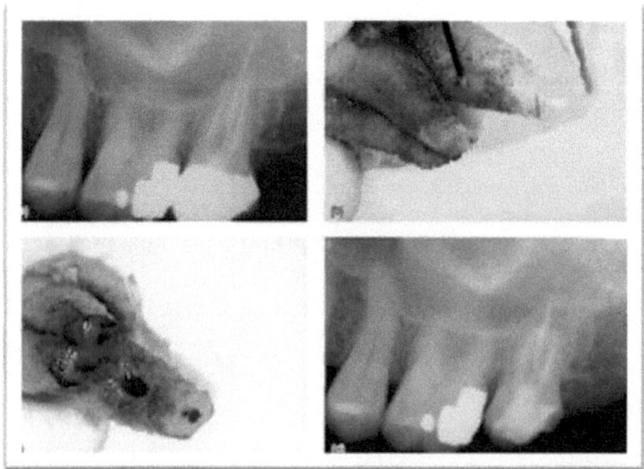

Figura 47: Segundo molar superior esquerdo com tratamento endodôntico anterior, sempre sintomático e incapaz de diagnosticar a origem. (a) Radiografia pré-operatória; (b) perfuração descoberta no lado furcal da raiz palatina na região média da raiz; (c) preparações da extremidade da raiz e perfuração preparadas e preenchidas com MTA cinzento; (d) radiografia pós-operatória.

Extração

Durante a extração convencional, o operador tem a opção de seccionar o dente, enquanto que para a reimplantação o dente tem de ser removido intacto. Esta é uma consideração importante durante o planeamento do tratamento.

Além disso, é importante manter o fórceps fora do cemento e descansar principalmente na coroa. Uma luxação vestibular/lingual suave e forças rotacionais ligeiras devem ser utilizadas para extrair o dente, tentando criar uma resposta inflamatória aguda na PDL, o que resulta numa maior mobilidade do dente. Devem ser utilizados fórceps que proporcionem uma boa aderência à coroa do dente. Um fator que contribuiu para esta situação foi o facto de os bicos dos fórceps terem escorregado para a superfície da raiz, danificando células importantes da LDP, evitando danificar extensivamente a LDP. Isto deve ser considerado tanto durante a extração como durante a degranulação do alvéolo. A curetagem das paredes do alvéolo deve ser evitada.

Fase extra-oral

O tempo de trabalho no dente extraído deve ser reduzido ao mínimo. Quanto mais tempo um dente for mantido fora do alvéolo, mais provável é que ocorra a morte das células PDL, aumentando assim a hipótese de reabsorção no pós-operatório.

Felizmente, com o dente extraído, o procedimento microcirúrgico pode ser realizado de forma eficiente e normalmente não há problemas de tempo.

Suporte de armazenamento

A solução salina equilibrada de Hanks (HBSS) (Lonza, Inc; Walkersville, Maryland) demonstrou ser o meio de armazenamento mais adequado durante a fase extra-oral. Pedialyte (Abbott Pharmaceuticals, Abbott Park, Illinois) é um substituto aceitável para a HBSS. Deve ser efectuada uma irrigação frequente do dente com HBSS numa seringa de plástico de 12 cc para que nunca ocorra secagem. Sempre que possível, manter o dente imerso no HBSS se não estiver a ser feito qualquer trabalho no dente.

Replantação

Deve-se ter cuidado para assegurar que a orientação correta seja observada ao replantar. Uma vez que a extremidade da raiz foi ressecada, pode haver espaço apicalmente no alvéolo, o que permite ao clínico deprimir o dente e colocá-lo em infra-oclusão. O facto de o dente estar fora de oclusão permite uma melhor reinserção do PDL durante a cicatrização, uma vez que as forças oclusais são minimizadas. Um "estalo" ou "pop" pode ser ouvido durante a reimplantação. Isto indica que o dente está agora na sua posição original correta.[79]

Fissuras

A mobilidade de um dente reimplantado deve ser reduzida ao mínimo. Quando a quantidade de perda óssea vestibular ou lingual/palatina não é extensa, a imobilização é apenas uma medida de precaução. Nestes casos, podem ser usadas suturas para cruzar a superfície oclusal do dente numa orientação vestibular-lingual. Recomenda-se a utilização de suturas não reabsorvíveis. Os pacientes devem ser sempre aconselhados a tentar não mastigar o dente extraído. Na maioria dos casos, as suturas podem ser removidas num prazo de 7 a 10 dias após a cirurgia. A cicatrização do PDL e a reinserção do epitélio ocorrem histologicamente 2-4 semanas após o reimplante.[80]

Nos casos em que a mobilidade não pode ser controlada eficazmente com a tala de sutura, podem ser utilizados fios ortodônticos semi-rígidos. Quando estas técnicas de tala são utilizadas, as talas devem ser deixadas no local durante um período prolongado até que a reinserção possa ser confirmada.

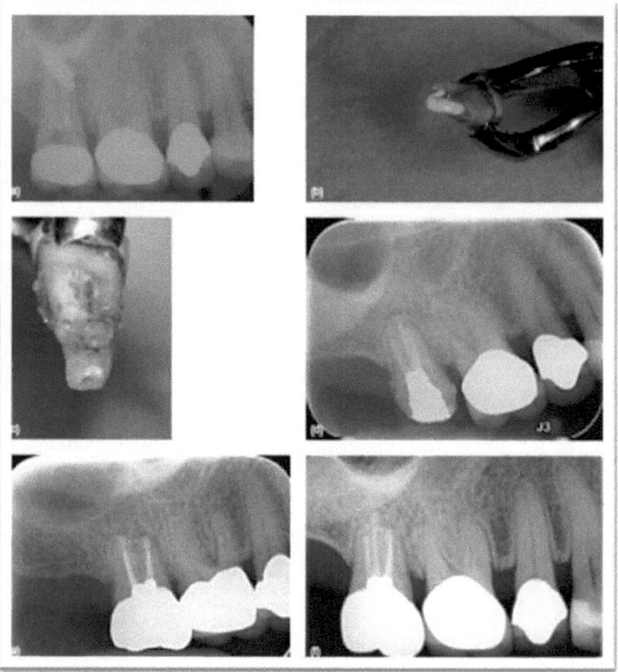

Figura 48: Segundo molar superior direito com excesso de guta percha, invadindo o seio maxilar. A recuperação do excesso de guta percha seria impossível com um retratamento conservador e a localização do dente impedia uma abordagem cirúrgica. (a) Radiografia pré-operatória; (b) o excesso de guta percha saiu ligado ao dente; (c) todas as extremidades da raiz preparadas e preenchidas com MTA cinzento; (d) radiografia pós-operatória; (e) seguimento de 15 meses mostrando cicatrização completa; (f) seguimento de 4 anos. (Cortesia do Dr. Mindo Lee).

Instruções pós-operatórias

O desconforto pós-operatório após o reimplante é geralmente menor do que com a apicoectomia convencional. Este facto resulta de uma menor quantidade de trauma durante o reimplante e da ausência de uma ferida aberta. Os pacientes devem ser instruídos a evitar usar o lado onde o reimplante foi efectuado. Medicação de rotina para a dor. As visitas pós-operatórias devem ser efectuadas às 2 semanas, 1 mês, 3-6 meses, 1 ano e posteriormente, conforme desejado. Na fase inicial, se for observada uma mobilidade excessiva do dente, deve ser colocada ou melhorada uma tala para facilitar a reinserção do dente.[81,82]

Reparação de erros de procedimento

O reimplante pode ser implementado para ajudar a reparar dentes com erros de procedimento, tais como limas separadas que não podem ser recuperadas e afectam negativamente a cicatrização, bem como preenchimentos excessivos de guta percha que não podem ser recuperados convencionalmente e causam o fracasso do caso.

Os reimplantes são previsíveis, fáceis para o paciente e o melhor "implante" que podemos oferecer ao nosso paciente. Deveria fazer parte do repertório cirúrgico de todos os endodontistas.

REGENERAÇÃO GUIADA DE TECIDOS

Os dentes que necessitam de microcirurgia endodôntica podem apresentar condições periodontais pré-existentes que podem prejudicar o potencial de cicatrização a curto ou longo prazo. A realização da cirurgia endodôntica tem como principal objetivo não só maximizar o resultado do procedimento do ponto de vista endodôntico, mas também do ponto de vista periodontal, devolvendo o local ao seu estado periodontal pré-operatório, apesar da remoção óssea para aceder à extremidade da raiz. Uma vez que a microcirurgia endodôntica envolve um processo para estabilizar o estado endodôntico do dente, ao mesmo tempo que acede às estruturas periodontais que afectam o estado geral do dente, as técnicas regenerativas tecidulares guiadas têm um lugar na gestão de todo o dente de um caso cirúrgico endodôntico.

As técnicas regenerativas de tecidos guiadas envolvem a utilização de materiais de enxerto de substituição óssea, barreiras ou membranas oclusivas para as células, bem como agentes moduladores bioactivos do hospedeiro, utilizados para maximizar o potencial de cura do corpo para regenerar os tecidos perdidos do corpo, em vez de permitir a sua reparação.[82,83]

Existem três tipos de casos encontrados durante a realização de microcirurgia endodôntica em que se deve considerar se a utilização de materiais regeneradores de tecidos guiados terá impacto.

Caso Tipo 1: Osteotomia não complicada

A osteotomia não complicada representa os casos cirúrgicos que apresentam apenas uma lesão endodôntica isolada; não há defeito periodontal. Estudos sobre o resultado da microcirurgia endodôntica encontram taxas de sucesso na faixa de 93% quando não são utilizadas técnicas de RTG, indicando que, nos casos em que há uma lesão endodôntica isolada, não há aumento do resultado e não há alteração no favorecimento da regeneração

versus reparação, quer seja utilizado um enxerto, uma membrana ou um agente bioativo, em conjunto com técnicas microcirúrgicas contemporâneas.

Caso Tipo 2: Osteotomia complicada

Os casos de osteotomia complicada representam aqueles em que está presente uma lesão endodôntica isolada sem componente periodontal, mas o tamanho da lesão é considerado grande e/ou as tábuas ósseas vestibular e palatina/lingual são lesões reabsorvidas (através e através).

Caso Tipo 3: Envolvimento periodontal

O último tipo envolve casos em que está presente um defeito do osso alveolar de suporte, como uma raiz desnudada em que não está presente uma placa vestibular

As evidências indicam que um caso periodontalmente envolvido beneficia da aplicação de GTR de três formas: Facilita a cicatrização, aumenta a taxa de sucesso e melhora o estado periodontal do dente. A estabilização do coágulo tem sido atribuída ao benefício do GTR no que respeita a um processo de cicatrização facilitado.

Um material à base de colagénio é o material de membrana mais frequentemente utilizado. As membranas de colagénio, devido à sua flexibilidade inerente e propriedades de adesão, podem ser facilmente adaptadas aos defeitos. Normalmente, contêm uma camada compacta que é colocada em contacto com o tecido mole, impedindo o colapso, e uma camada mais porosa colocada em contacto com o osso, permitindo a integração do osso recém-formado. Qualquer membrana deve estender-se cerca de 2-3 mm para além da margem do defeito.

Atualmente, uma membrana popular à base de colagénio é a Bio-Gide (Geistlich Biomaterials, Princeton, NJ). A Bio-Gide tem um desenho de duas camadas com o lado liso marcado "para cima" e um lado rugoso que está posicionado na direção do defeito. Tem uma elevada resistência à tração e torna-se adesivo quando saturado com fluido. A forma típica de colocar uma membrana é colocá-la sobre o local e, em seguida, com uma bola de algodão saturada, limpar os cantos da membrana. Nesta altura, a membrana pode ainda ser posicionada no local exato que se pretende antes de saturar a membrana para que esta se mantenha no lugar.[84]

Com as membranas de colagénio mais biocompatíveis utilizadas atualmente, continua a ser fundamental mantê-las submersas, mas não causará necessariamente uma falha se se moverem ligeiramente acima da linha de incisão. Além disso, é prática comum colocar um doente a tomar um antibiótico após a cirurgia, quando se utiliza enxerto ósseo/regeneração tecidular guiada, de modo a evitar a infeção pós-operatória e a rejeição dos materiais de enxerto. Uma taxa de reabsorção rápida é uma preocupação aquando da escolha de uma membrana.

O período crítico para a proliferação epitelial é de 14 dias; por conseguinte, as células devem ser excluídas do local da cirurgia durante, pelo menos, 14 dias para evitar a migração apical do epitélio. As células necessárias para a regeneração chegam ao local da ferida em aproximadamente 3-4 semanas. Por conseguinte, o espaço deve ser mantido para permitir que as células selectivas repovoem o local. Precisamos de, pelo menos, 3-4 semanas de funcionamento intacto da membrana.

Collacote é um material de colagénio de origem bovina. Acelera o processo de cicatrização de feridas e estabiliza o coágulo sanguíneo. Protege o local da cirurgia. É pouco dispendioso e fácil de manipular. A desvantagem é que o Collacote e o Collatape são totalmente absorvidos em 10-14 dias.

Os tipos de lesões periapicais com prognóstico reservado seriam as lesões de grandes dimensões. A definição de "grande" é discutível. Alguns sugerem que as lesões com mais de 5 mm têm menor probabilidade de cicatrização, enquanto outros consideram que 10 mm ou mais é o tamanho crítico que exigirá mais tempo para cicatrizar. Mesmo que a lesão seja de origem puramente endodôntica, sem comunicação periodontal, a maioria concorda que, quando a lesão atinge 10 mm ou mais, é indicado algum tipo de material de enxerto e/ou membrana. Com lesões que são "através e através", o que significa que a lesão se estende desde a vestibular até ao osso palatino ou lingual, há uma menor disponibilidade de células progenitoras para ajudar na cicatrização do periósteo, endósteo e medula óssea; por conseguinte, há uma probabilidade muito maior de crescimento de tecido conjuntivo. Estes casos têm cerca de 30% mais hipóteses de cicatrização com a regeneração tecidular guiada, com 88% de sucesso com a RTG, contra apenas 57% sem RTG. [85,6,8]

Um material atualmente utilizado, que apresenta excelentes resultados, é o Foundation (J. Morita, Quioto, Japão), um material de aumento ósseo à base de colagénio. Foi originalmente concebido para ser utilizado como preservação do alvéolo para a colocação de implantes, onde promove um crescimento mais rápido do osso, permitindo a colocação de implantes em 8-12 semanas após a extração. O Foundation é feito de atelocolagénio bovino (solubilizado em pepsina) e os seus benefícios para a cirurgia endodôntica são vastos. Actua como um enxerto e como uma membrana, é barato e fácil de colocar. Imediatamente antes do reposicionamento do retalho, coloca-se uma "bala" de Foundation no local da osteotomia e, à medida que se humedece com soro fisiológico, o material torna-se gelatinoso, permitindo uma fácil manipulação e permitindo que não só preencha a cripta óssea, como também cubra a superfície da raiz. Outra caraterística extremamente importante do Foundation é o facto de ser radiolúcido, o que permite ao médico diferenciar o osso cicatrizado nas consultas de acompanhamento, não se questionando se os achados radio-opacos são realmente osso ou material de enxerto ósseo remanescente.

Quando um defeito periodontal é encontrado durante a realização de microcirurgia endodôntica, com base em estudos clínicos em endodontia e muitos no campo da periodontia, e materiais regenerativos de tecido guiado são implementados, um benefício histológico, radiográfico e clínico é realizado. A vantagem da utilização de uma membrana mais um enxerto em casos com problemas periodontais é o potencial para proporcionar uma condição periodontal mais estável a longo prazo e reter o dente de forma mais eficaz devido à regeneração do osso de suporte em comparação com a cicatrização com uma reparação epitelial

de tecidos moles do defeito.[84]

MICROCIRURGIAS VS IMPLANTE

Perspetiva histórica

Há quase 100 anos que se realizam cirurgias de extremidade radicular para salvar dentes da extração quando se esgotam as abordagens terapêuticas através do tratamento primário secundário. Nas décadas de 1930 e 1940, o tratamento endodôntico em si estava sob escrutínio, e muitos dentes foram desnecessariamente sacrificados com base na teoria da infeção focal, posteriormente invalidada. A organização da especialidade de Endodontia foi formada em 1943 nos Estados Unidos e um número crescente de procedimentos endodônticos foi realizado durante as décadas de 1960 e 1970, quando novas técnicas foram introduzidas. Durante esses anos, a terapia endodôntica, em conjunto com a terapia periodontal, melhorou os resultados protéticos e a manutenção consistente a longo prazo salvou milhões de dentes da remoção e os pacientes de terem de recorrer a próteses parciais ou totais. No entanto, de forma lenta mas constante, com o advento e a aplicação generalizada de implantes osseointegráveis na medicina dentária, começaram a ser extraídos mais dentes.[87]

A questão do tratamento endodôntico de um dente com posterior reconstrução protética versus extração e colocação de implantes tem sido debatida.

Benefícios dos implantes

Os implantes dentários modernos vieram aumentar consideravelmente as opções de restauração disponíveis para o dentista. A maioria dos sistemas actuais são implantes de titânio do tipo parafuso que cicatrizam por integração óssea. A osteointegração é a aposição direta de osso vital na superfície de um implante de titânio, facilitando a ancoragem imóvel dos pilares de restauração. Os implantes unitários são frequentemente utilizados para evitar a utilização de próteses parciais fixas (FPDs), que requerem a remoção de estrutura dentária saudável nos dentes pilares. Alguns estudos mostraram taxas de sobrevivência inferiores das FPDs em comparação com os implantes unitários, em particular quando os dentes pilares tinham sido tratados endodonticamente.

Prognóstico a longo prazo dos implantes dentários

O sucesso e a sobrevivência dos implantes devem ser diferenciados. Esta distinção é importante, uma vez que, historicamente, os implantes eram muitas vezes relatados como "bem-sucedidos", embora na maioria das vezes fosse registada a mera presença do implante na boca, o que é de facto "sobrevivência". Por vezes, mesmo os implantes "doentes" ou "falhados" eram contabilizados como unidades bem sucedidas. Este facto resulta da falta de consenso na definição de sucesso para os implantes dentários. Alguns dos critérios mais amplamente aceites foram apresentados como critérios de Albertson em 1986, mas revistos por Smith e Zarb em 1989 e Buser et al. em 1991. Para além dos sinais e sintomas clínicos, a perda óssea à volta do implante é o critério-chave. Para ser considerada bem-sucedida, a perda óssea pode variar entre uns meros 0,2 mm por ano após o primeiro ano de serviço, de acordo com os **critérios de Albrektsson (1986)**, até à perda óssea peri-implantar completa, de acordo com **Buser et al. (1991)**, desde que a fixação do implante fique retida. Foi demonstrado que as taxas de "sucesso" dos implantes podem ser inflacionadas em 6-10%, dependendo do facto de os implantes serem contados apenas após uma carga prévia bem sucedida ou imediatamente após a colocação. Os critérios de Albrektsson modificados por Smith e Zarb (1989) recomendam que se ignorem os implantes que falharam antes da osseointegração ou carga para uma análise de resultados.

No entanto, de acordo com a literatura, foram frequentemente relatadas taxas de resultados superiores a 95%, incluindo uma taxa de sobrevivência global de 95,5% após 1 ano de seguimento, bem como taxas de sobrevivência cumulativa de 92% para implantes de duas fases ao longo de 15 anos e 85% para implantes de uma fase ao longo de 10 anos, com a inclusão de falhas precoces.

Os implantes mais modernos, em particular os implantes com superfícies rugosas, gravadas com ácido ou jato de areia, também demonstraram excelentes taxas de sobrevivência de 97-98%.

Se um implante sofrer de peri-implantite aguda ou crónica, esta pode ter um grande impacto na fiabilidade clínica do implante, bem como na satisfação do paciente com a restauração do implante. A peri-implantite está atualmente demonstrada como sendo uma doença generalizada. Uma meta-análise sobre a prevalência, a extensão e a gravidade das doenças peri-implantares indicou que 43% das unidades de implantes sofriam de mucosite peri-implantar e 22% de periimplantite, e salientou a progressão constante da doença ao longo do tempo.[88]

Complicações dos implantes

Os desafios das reabilitações com implantes dentários parecem estar mais relacionados com a restauração protética do que com o próprio suporte do implante.

Enquanto as restaurações sobre dentes naturais têm um bom prognóstico a longo prazo, as restaurações protéticas sobre implantes têm uma esperança de vida inferior à do próprio implante e são mais propensas a complicações técnicas e biológicas. Estas complicações podem incluir a já referida periimplantite, a perda óssea superior a 2 mm, bem como o afrouxamento do parafuso da prótese ou do pilar. Embora tenham sido registadas taxas de sobrevivência mais elevadas e taxas de complicações mais baixas em estudos clínicos mais recentes, a taxa de incidência real de complicações estéticas, biológicas e técnicas continua a ser elevada.[89]

De acordo com um estudo da Universidade de Minnesota, também demora mais tempo para um paciente se adaptar a uma nova restauração de implante. Isto aplica-se particularmente a restaurações estéticas no maxilar anterior.

De facto, os implantes podem eventualmente necessitar de substituição, o que pode causar traumatismo ósseo devido ao facto de o implante ainda estar parcialmente osseointegrado. Os implantes não excedem a esperança de vida dos dentes naturais em pontos de observação de dez anos, incluindo dentes tratados endodonticamente ou periodontalmente comprometidos. Uma revisão sistemática da sobrevivência a longo prazo de dentes versus implantes, incluindo apenas estudos com um mínimo de 15 anos de seguimento, demonstrou que os dentes ultrapassam os implantes dentários em termos de longevidade.[88]

Assim, uma nova análise crítica tomou forma na periodontia e na implantologia, com uma ênfase renovada na salvação dos dentes.

Prognóstico a longo prazo de um dente tratado endodonticamente

O resultado a longo prazo dos dentes tratados endodonticamente só deve ser comparado com os implantes com base na sobrevivência. Um estudo sobre sobrevivência avaliou 1.462.936 dentes com tratamento endodôntico primário durante um período de 8 anos. Com base nos dados de uma companhia de seguros de saúde, 97,0% destes dentes foram retidos com o tratamento endodôntico primário ainda em vigor e 3,0% foram extraídos ou receberam alguma forma de retratamento cirúrgico ou não cirúrgico. Assim, após um procedimento de retratamento adicional, a taxa de retenção seria ainda maior. Uma investigação semelhante em Taiwan concluiu que, de 1.557.547 dentes tratados endodonticamente, 92,9% ainda estavam retidos após 5 anos.[90]

Uma meta-análise iniciada pela Academia de Osteointegração não encontrou diferenças estatisticamente significativas entre implantes dentários (95%) e dentes tratados endodonticamente (94%) durante um período de 6 anos quando a sobrevivência de implantes dentários unitários restaurados e dentes tratados endodonticamente foi comparada.

O resultado cirúrgico tem sido avaliado principalmente pelos critérios de Rud (Rud et al., 1972) ou pela ligeira modificação dos critérios de Molven (Molven et al., 1987). O resultado bem-sucedido dos procedimentos tradicionais foi de 59,0%, mas 93,5% para a cirurgia endodôntica moderna. É importante compreender que uma amálgama de técnicas tradicionais e modernas para avaliação de resultados não reflectirá o resultado real que pode ser alcançado com os métodos modernos.

Em geral, o resultado da microcirurgia endodôntica moderna é excelente, levantando a questão das limitações da preservação dos dentes. Uma boa seleção de casos é necessária para o sucesso microcirúrgico. O estado endodôntico de um dente precisa de ser avaliado, incluindo a patose periapical, canais perdidos, perfurações, etc. Embora tenha sido sugerido no passado que o retratamento não cirúrgico e cirúrgico eram procedimentos alternativos e que o retratamento não cirúrgico deveria ser sempre preferido, esta afirmação tem de ser revista cuidadosamente. Em particular, a estrutura dentária remanescente é um dos factores decisivos. Para reconstruir com sucesso e restaurar permanentemente um dente, a relação anatómica coroa/raiz deve ser avaliada, as fracturas da coroa ou da raiz devem ser excluídas, e serão necessários 4-5 mm de estrutura de tecido duro supra-ósseo, compreendendo 3 mm de largura biológica e 1-2 mm de virola. Se as circunstâncias anatómicas o permitirem, pode ser efectuado o alongamento da coroa ou a extrusão ortodôntica para atingir estes objectivos. Os dentes com perda óssea vertical moderada, incluindo dentes com envolvimento da furca, têm um prognóstico favorável se forem aplicados os mesmos critérios para a terapia periodontal e manutenção a longo prazo.

No entanto, para planear a microcirurgia endodôntica, se o dente estiver periodontalmente comprometido e se enquadrar nas classificações D, E ou F dos critérios de Kim/Kratchman, o plano de tratamento global tem de ser cuidadosamente avaliado, para satisfazer as expectativas do paciente e também para satisfazer as capacidades financeiras.[91]

Conclusão

Se um plano de tratamento for feito corretamente e o tratamento for bem executado, tanto a terapia com implantes como os dentes restaurados com um historial de cirurgia da extremidade da raiz têm excelentes resultados e podem servir o paciente durante muitos anos. No entanto, uma extração é irreversível, pelo que a decisão de remover um dente deve ser ponderada cuidadosamente. Não existe garantia vitalícia para um dente tratado endodonticamente, quer tenha um historial de retratamento não cirúrgico ou cirúrgico, nem para um implante dentário. Tanto o tratamento e a restauração de um dente como a colocação de um implante devem ser opções de tratamento complementares. Uma medicina dentária de alta qualidade, tanto para implantes restaurados como para restaurações em dentes naturais, será bem sucedida. Para o dente tratado endodonticamente, independentemente de se tratar de um tratamento inicial ou de um retratamento, o sucesso inclui reconstruções adequadas e restaurações permanentes de acordo com as normas aceites. A decisão por um dente natural ou por um implante não pode ser tomada com base na análise dos resultados, mas dadas as mudanças tremendamente bem-sucedidas na microcirurgia endodôntica moderna, os casos devem ser cuidadosamente examinados para justificar a extração de um dente que pode ser salvo por um retratamento cirúrgico. 3[92,9]

PROGNÓSTICO DA MICROCIRURGIA

A preservação da dentição natural está no centro da evolução da endodontia e da microcirurgia endodôntica. A cirurgia endodôntica não era amplamente aceite até há poucos anos. Era considerada um procedimento invasivo num campo cirúrgico restrito, com uma taxa de sucesso limitada. Atualmente, é um procedimento realizado de forma precisa e metódica, com um resultado previsível, eliminando assim os pressupostos inerentes às abordagens cirúrgicas tradicionais. [94]

Ao discutir o prognóstico da cirurgia endodôntica, é preciso estar ciente da evolução da técnica e de como ela influenciou o resultado. Poucas técnicas dentárias foram substancialmente transformadas, como a cirurgia endodôntica. Durante muitos anos, o estado da arte era a cirurgia tradicional de extremidade radicular (TRS) com brocas cirúrgicas e amálgama como obturação da extremidade radicular. À medida que o procedimento foi evoluindo, a cirurgia de extremidade radicular contemporânea (CRS) incorporou a utilização de pontas ultra-sónicas e materiais de obturação mais biocompatíveis, como o material de restauração intermédio (IRM), SuperEBA, agregado de trióxido mineral (MTA), materiais biocerâmicos, bem como instrumentos microcirúrgicos. A microcirurgia endodôntica (EMS), no entanto, é o passo mais recente na evolução da cirurgia perirradicular, aplicando não só a preparação ultra-sónica moderna, materiais de obturação e microinstrumentos, mas também incorporando ampliação e iluminação de alta potência.

Melhores provas disponíveis

Os ensaios aleatórios controlados são considerados o padrão de ouro para comparar e contrastar de forma conclusiva a diferença de prognóstico entre duas técnicas diferentes. A meta-análise é um procedimento estatístico que integra os resultados de vários estudos independentes selecionados com base em critérios rigorosos de inclusão e exclusão. Os dados agrupados de vários estudos aumentam o tamanho da amostra e o poder do estudo, tornando os resultados da análise estatística menos propensos a erros e mais fiáveis. Assim, os autores realizaram uma meta-análise meticulosa da literatura para avaliar uma grande quantidade de dados brutos extraídos da informação publicada ao longo do tempo sobre a cirurgia de remoção de raízes. 9[96,97,98,9]

Parâmetros para o sucesso: Clínico e Radiográfico 2D

Uma preocupação ao avaliar o prognóstico na cirurgia endodôntica são os parâmetros usados para definir sucesso ou fracasso. No tratamento não cirúrgico, a cicatrização ocorre através da erradicação da fonte infecciosa do sistema de canais radiculares, permitindo que o corpo se repare e se regenere no periápice. Na cirurgia, a cicatrização é a de uma ferida excisional, uma vez que a anatomia é alterada no periápice. Como os padrões de cicatrização são nitidamente diferentes nos dois procedimentos, a aplicação de critérios comuns de sucesso endodôntico não cirúrgico, como o Índice Periapical (PAI), não é adequada.[98]

Para avaliar o resultado, a classificação mais abrangente foi proposta pela primeira vez por Rud et al. em 1972. Esta classificação baseou-se em 70 biopsias em bloco efectuadas em seres humanos. As amostras foram examinadas

simultaneamente a nível clínico, radiográfico e histológico. Esta classificação foi

posteriormente avaliada por **Molven et al**. em **1987** e **1996**, num estudo a longo

prazo, e foi considerada consistente e fiável. Molven criou uma representação

diagramática da radiografia de acompanhamento para ajudar o observador a

avaliar uma radiografia com uma ajuda visual bem definida, de modo a reduzir o

enviesamento e a variabilidade do observador. A classificação radiográfica

consiste em quatro grupos. Estes dentes podem ser funcionais mas não são

verdadeiramente bem sucedidos.[99]

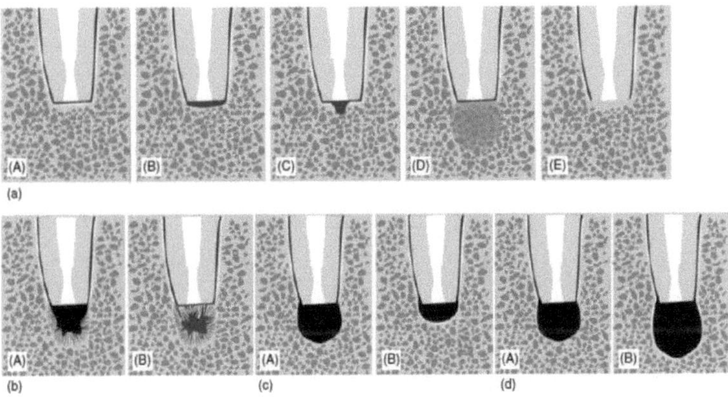

Figura 49: Imagens modificadas da classificação radiográfica de Molven dos critérios de sucesso.

(a) Categoria de cicatrização completa. Quando a lâmina dura é restaurada à largura original (A).

Quando a lâmina dura é reconstituída, mas tem menos de duas vezes a largura ao longo da superfície

da raiz ressecada (B). Quando a lâmina dura é alargada ao longo do material de preenchimento da

extremidade da raiz (C). Reparação óssea completa, mas a densidade do osso no local da cirurgia

não é a mesma que a do osso circundante (D). Nenhuma lâmina dura discernível ou pdl na superfície

da raiz ressecada, sugerindo anquilose. (b) Categoria de cicatrização incompleta (tecido cicatricial).

A área radiolucente no seguimento diminuiu, mas existe uma radiolucência densa que é assimétrica em relação ao ápice e tem um bordo compacto denso, frequentemente com um padrão de osso sun burst (A). Uma área radiolucente densa que não está em continuidade com a pdl no local da cirurgia (B). (c) Categoria de cicatrização incerta. Aqui (A) representa a radiolucência como observada numa radiografia pós-operatória imediata e (B) representa o seguimento. A área reduziu significativamente, mas ainda é duas vezes maior do que o espaço pdl original. (d) Categoria de cicatrização insatisfatória, em que (A) representa a radiolucência conforme observada numa radiografia pós-operatória imediata e (B) representa o seguimento. A área aumentou de tamanho ou permanece inalterada.[100]

Outra consideração importante é o tempo de seguimento necessário para a avaliação. De acordo **com Molven et al (1996)**, as alterações pós-operatórias relacionadas com a cicatrização ocorrem maioritariamente no primeiro ano após a cirurgia. Nesta altura, os casos com cicatrização completa ou incompleta (formação de cicatriz) são considerados um sucesso, enquanto aqueles com cicatrização incerta devem ser reavaliados durante mais 4 anos e depois designados como sucesso ou insucesso.

Parâmetros para o sucesso: "Critérios Penn 3D" para avaliar a cicatrização em CBCT

As radiografias periapicais são o método mais comum utilizado para avaliar o resultado da EMS. Os critérios de Rud e Molven, baseados na correlação entre os achados clínicos, histológicos e radiográficos de indivíduos humanos, têm sido os critérios de resultados mais utilizados na endodontia cirúrgica. Uma ferramenta mais poderosa na deteção de radiolucências periapicais é a tomografia computorizada de feixe cónico (CBCT). É mais sensível na deteção de uma área radiolúcida e também nos permite visualizar a lesão tridimensionalmente. No entanto, a corroboração da lesão observada na TCFC com uma amostra histológica em seres humanos apresenta novamente o mesmo problema de restrições éticas. No entanto, à medida que a TCFC se torna o padrão de tratamento em endodontia, é imperativo ter um critério 3D para definir o sucesso ou o fracasso.[103]

Com base num ensaio de controlo aleatório que avaliou o sucesso do MTA versus Biocerâmica utilizados como materiais de obturação de extremidades radiculares, o Departamento de Endodontia da Universidade da Pensilvânia estabeleceu os "Critérios Penn 3D" para avaliar o resultado do EMS em CBCT. O procedimento cirúrgico foi efectuado sob ampliação com microinstrumentos. A avaliação do prognóstico foi efectuada com PA, CBCT e MicroCT e comparada com amostras histológicas após a eutanásia dos animais. Os dados obtidos de forma abrangente e analisados estatisticamente deste estudo foram recentemente utilizados para avaliar a cicatrização em pacientes num exame de CBCT de 1 ano por von Arx et al. (2010a, 2010b, 2016) em 61 raízes tratadas microcirurgicamente. Von Arx et al. concluíram que os critérios de pontuação utilizados em cães eram repetíveis e fiáveis e aplicáveis num sujeito humano. Os três critérios de pontuação utilizados para avaliar a cicatrização na superfície da raiz ressecada, o osso que circunda a raiz ressecada e a cicatrização da placa cortical foram combinados para estabelecer três categorias de avaliação como parte dos "Critérios Penn 3D": cicatrização completa, cicatrização limitada e cicatrização insatisfatória.[105]

Complete Healing
A. Reformation of periodontal space of normal width and lamina dura over the entire resected and unresected root surfaces
B. Slight increase in width of apical periodontal space over the resected root surface, but less than twice the width of non-involved parts of the root
C. Small defect in the lamina dura surrounding the root end filling
D. Complete bone repair with discernible lamina dura; bone bordering the apical area does not have the same density as surrounding non-involved bone
E. Complete bone repair. Hard tissue covering the resected root end surface completely. No apical periodontal space can be discerned

Limited Healing
A. The continuity of the cortical plate is interrupted by an area of lower density
B. A low-density area remains asymmetrically located around the apex or has an angular connection with the periodontal space
C. Bone has not fully formed in the area of the former access osteotomy
D. The cortical plate is healed but bone has not fully formed in the site

Unsatisfactory Healing
The volume of the low-density area appears enlarged or unchanged

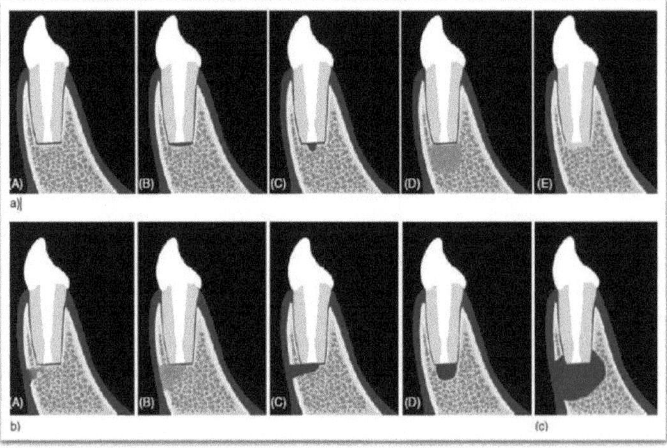

Figura 50: Critérios de Penn 3D para a categoria de cicatrização completa bem-sucedida. (A) Reformação do espaço periodontal de largura normal e lâmina dura sobre toda a superfície radicular ressecada e não ressecada. (B) Ligeiro aumento da largura do espaço periodontal apical sobre a superfície radicular ressecada, mas menos de duas vezes a largura das partes não envolvidas da raiz. (C) Pequeno defeito na lâmina dura que envolve a obturação da extremidade da raiz. (D) Reparação óssea completa com lâmina dura discernível; o osso que delimita a área apical não tem a mesma densidade que o osso circundante não envolvido. (E) Reparação óssea completa com tecido duro cobrindo completamente a superfície da extremidade da raiz ressecada. Não é possível distinguir qualquer espaço periodontal apical. (b) Categoria de cicatrização limitada. (A) A área radiolúcida no seguimento diminuiu significativamente, mas a continuidade da placa cortical é interrompida por uma área de menor densidade. (B) Reparação óssea no local da cirurgia, mas uma área de baixa

densidade permanece assimetricamente localizada à volta do ápice ou tem uma ligação angular com o espaço periodontal. (C) Ocorreu uma reparação óssea significativa, mas o osso não se formou totalmente na área da osteotomia de acesso anterior. (D) A placa cortical cicatrizou completamente, mas existe uma área de baixa densidade perto da superfície da raiz ressecada. (c) Categoria de cicatrização insatisfatória. O volume da área de baixa densidade parece aumentado ou inalterado.

Reversão do sucesso

A reversão do sucesso tem sido frequentemente debatida. **Del Fabbro et al. (2007)** compararam a cicatrização num retratamento não cirúrgico versus cirúrgico. As conclusões foram que um retratamento cirúrgico mostrou uma cicatrização mais rápida no primeiro ano mas, devido à regressão dos casos de sucesso durante um período de seguimento mais longo (4 anos) e à recuperação da cicatrização mais lenta nos casos não cirúrgicos, o prognóstico dos dois procedimentos igualou-se ao longo do tempo. Os dois ensaios aleatórios que foram avaliados nesta meta-análise não utilizam qualquer meio de ampliação durante a cirurgia. Utilizam brocas para a preparação da extremidade da raiz, cimento de ionómero de vidro ou guta percha aquecida como materiais de preenchimento da extremidade da raiz, e existem atualmente dados abundantes que confirmam que os procedimentos cirúrgicos executados da forma acima descrita têm uma taxa de sucesso decididamente inferior à do EMS.

Uma publicação recente de Song et al. em 2012, utilizando técnicas microcirúrgicas, mostrou uma elevada taxa de sucesso mantida de 93,3% durante mais de 6 anos. Apenas sete casos classificados como cicatrizados com cicatriz foram considerados como insucessos ao longo do tempo. Relativamente aos casos do grupo de insucesso, as causas do insucesso foram analisadas durante a nova cirurgia.

Von Arx et al. (2016), numa avaliação longitudinal de cinco anos de 191 casos previamente avaliados ao fim de 1 ano, a cicatrização ao fim de 1 ano regrediu para não cicatrizada ao fim de 5 anos, embora a técnica utilizada para a cirurgia não tenha sido exclusivamente a EMS. Um terço dos casos foi tratado com nenhuma ou mínima preparação da extremidade da raiz e selado com Retroplast, um material de resina de ligação à dentina.

Em conclusão, acreditamos que o sucesso a longo prazo da microcirurgia é bem mantido durante longos períodos de observação, apesar da reversão do sucesso.

Métodos tradicionais

O sucesso clínico da cirurgia tradicional, baseado na ausência de sintomas e na cicatrização radiográfica, variou de 17% a 90%. O rácio de risco relativo mostrou que a probabilidade de sucesso da EMS era 1,58 vezes superior à probabilidade de sucesso da TRS. A utilização de técnicas de TRS não deve continuar a ser considerada como o estado da arte.

Técnica moderna versus a abordagem microcirúrgica completa

O uso de ampliação e iluminação é parte integrante de uma abordagem microcirúrgica. Conforme discutido, o protocolo para microcirurgia endodôntica envolve o uso de ampliação média para a maior parte do procedimento cirúrgico, incluindo hemostasia, remoção de tecido de granulação, osteotomia, apicoectomia, preparação da extremidade radicular e obturação da extremidade radicular. A grande ampliação deve ser utilizada para a inspeção e documentação da superfície radicular ressecada, a preparação da cavidade da extremidade radicular e a obturação da extremidade radicular, para observar detalhes anatómicos finos, como canais acessórios, istmos, barbatanas, microfracturas ou canais laterais.[101]

Uma vez que estes são um reservatório de microrganismos num caso de insucesso, a sua abordagem deve ser significativa na determinação do sucesso do caso - segunda parte da meta-análise, em comparação com as técnicas não microcirúrgicas contemporâneas (RSC) e a SGA. As taxas de sucesso combinadas ponderadas calculadas a partir dos dados brutos extraídos mostraram um resultado positivo de 88% para a RSC e de 94% para a SGA. Esta diferença foi estatisticamente significativa (P < 0,0005). A diferença na probabilidade de sucesso entre os grupos foi estatisticamente significativa para os molares. Nenhuma diferença significativa foi encontrada para o grupo de pré-molares ou anteriores. Do ponto de vista clínico, a maior dificuldade anatómica e de acessibilidade dos molares em comparação com os pré-molares e os dentes anteriores poderia ser uma explicação lógica para uma diferença estatisticamente significativa entre a utilização do microscópio ou endoscópio em comparação com o olho nu ou lupas.[102]

Materiais de obturação da extremidade da raiz

Na cirurgia convencional de extremidade radicular, é utilizada amálgama. Juntamente com as mudanças na técnica, foram introduzidos materiais bioamigáveis, tais como IRM, SuperEBA, MTA e Biocerâmica. Foi confirmado que estes materiais são melhores do que a amálgama. Em dois ensaios clínicos aleatórios, foram registadas taxas de sucesso elevadas tanto para o MTA como para o IRM (MTA: 92%, IRM: 86,7%), mas sem diferença estatística. A superioridade do MTA deve-se às suas propriedades biocompatíveis. Demonstrou excelentes resultados histológicos em vários modelos animais quando colocado em contacto direto com os tecidos, mas uma das principais desvantagens do MTA são as suas propriedades de manuseamento, o longo tempo de presa e a descoloração da estrutura dentária remanescente.

Numa comparação direta com o MTA, **Von Arx et al. em 2010** demonstraram que o sucesso do MTA foi de 91,3% e do Retroplast de 79,5%, respetivamente (P = 0,003). Não consideramos a colocação do Retroplast como parte do EMS.

Seleção de casos

A maioria dos dentes tratados endodonticamente raramente são extraídos por razões endodônticas (8,6%), mas principalmente como resultado de falhas de restauração (32,0%) ou periodontais (59,4%). **Kim e Kratchman et al (2006)** sugeriram uma classificação cirúrgica de A a F para uma seleção adequada dos casos. Em resumo, as classes A-C são caracterizadas por serem lesões primariamente endodônticas; as classes D-F descrevem casos com envolvimento periodontal associado.

Kim et al (2008) encontraram um resultado de sucesso de 95,2% para os casos classificados como AC, o que coincide com as taxas de sucesso obtidas na meta-análise sobre EMS. No entanto, foi encontrada uma taxa de sucesso de 77,5% para as classes D-F; foram observados os casos com lesões combinadas endodôntico-periodontais. Nestes casos, foram utilizados métodos regenerativos.

Cirurgia

A maioria dos estudos sobre o prognóstico da cirurgia de ressecção apresenta taxas de sucesso inferiores às da primeira cirurgia, mas a maioria desses estudos foi efectuada antes da introdução do SME. Com a técnica baseada em EMS, é possível obter taxas de sucesso elevadas, mesmo em ressurgimentos, tal como confirmado por **Song et al. (2011).** Song observou uma taxa de sucesso de 92,9% nos 42 casos acompanhados durante 2 anos após o segundo procedimento cirúrgico. A causa mais comum de insucesso foi a ausência de preenchimento da extremidade radicular e a preparação incorrecta da extremidade radicular - não ao longo do eixo longo e/ou profundidade insuficiente (<3 mm). Em conclusão, os casos de insucesso representam geralmente o resultado de uma técnica deficiente: a incapacidade de controlar a anatomia no ápice e a utilização de materiais que não conseguem vedar a fuga microbiana do sistema de canais radiculares. Por conseguinte, a utilização de uma ampliação elevada e de materiais biocompatíveis, como as biocerâmicas, pode resultar numa elevada taxa de sucesso clínico, mesmo na cirurgia endodôntica. 5[10]

Resumo

As taxas de sucesso apresentadas são uma prova inegável da influência dos avanços técnicos na endodontia cirúrgica. Para alcançar as elevadas taxas de sucesso, a técnica tem de ser rigorosamente seguida, uma vez que cada passo serve um objetivo para garantir um resultado bem-sucedido. Especialmente em tempos em que os dentes recuperáveis estão a ser substituídos por implantes dentários, é uma certeza baseada em evidências que os dentes com lesões de origem endodôntica podem ser tratados com elevado sucesso utilizando a tríade de terapia primária do canal radicular, não cirúrgica e retratamento cirúrgico. A consideração cirúrgica não é um último esforço incerto para salvar o dente, mas uma opção de tratamento viável, previsível e altamente bem-sucedida.[105]

CONCLUSÃO

O âmbito da Endodontia Cirúrgica é conseguir a limpeza tridimensional, a modelação e a obturação da porção apical do sistema de canais radiculares que não é tratável através de uma cavidade de acesso, mas apenas acessível através de um retalho cirúrgico. Por este motivo, é preferível utilizar o termo Endodontia Cirúrgica em vez de Cirurgia Endodôntica, na medida em que o procedimento deve ser planeado e realizado como um procedimento endodôntico através de acesso cirúrgico e não como um procedimento cirúrgico realizado por razões endodônticas.

Utilizando um microscópio operatório, que permite uma visualização e iluminação óptimas do campo operatório, instrumentos microcirúrgicos e materiais biocompatíveis, juntamente com princípios microcirúrgicos modernos, a taxa de sucesso do tratamento cirúrgico endodôntico moderno é significativamente mais elevada em comparação com os métodos convencionais. Através da educação contínua da equipa profissional e dos pacientes e da dedicação consistente ao desenvolvimento e enfatizando a importância da abordagem não convencional, a microcirurgia endodôntica pode tornar-se um procedimento terapêutico integral na endodontia.

A preservação dos nossos dentes naturais deve ser o nosso objetivo final. Afinal de contas, quando tudo está dito e feito, os nossos dentes naturais são sempre melhores do que qualquer substituto feito pelo homem.

Assim, surgiu um novo campo da microendodontia cirúrgica, que ajuda a efetuar cirurgias precisas, mais finas e melhores, o que proporciona melhores resultados e cicatrização.

RESUMO

A endodontia cirúrgica é muitas vezes um último recurso quando o retratamento não cirúrgico é impraticável ou pouco suscetível de melhorar um resultado anterior. Em particular, apenas a intervenção cirúrgica pode resolver casos que envolvam uma lesão persistente relacionada com um quisto periapical ou com uma anatomia complexa do canal. Nos últimos anos, foram introduzidas técnicas modernas que incluem a utilização de ferramentas de ampliação, microinstrumentos, instrumentos ultra-sónicos e materiais de obturação mais biocompatíveis. As técnicas actuais de EMS implicam a utilização de um microscópio operatório para identificar melhor os canais, as fracturas e os istmos; instrumentos ultra-sónicos angulados de preparação da extremidade radicular que facilitam a preparação precisa da extremidade radicular ao longo do eixo do canal radicular sem bloquear a visibilidade; e novos materiais de obturação da extremidade radicular, como o agregado de trióxido mineral (MTA), que melhoraram a resistência à fuga, a biocompatibilidade, as propriedades antimicrobianas e a tolerância à humidade. O sucesso de cura da técnica ultra-sónica de 95% foi comparado com 65% de sucesso com as técnicas tradicionais.

	TRADITIONAL SURGERY	MICROSURGERY
MAGNIFICATION	No magnification	Upto 20x magnification
OSTEOTOMY SIZE	Appx. 8-10mm	3-4mm
BEVEL ANGLE DEGREE	45-65 degrees	0-10 degrees
INSPECTION OF THE	None	Always

RESECTED ROOT SURFACE		
ISTHMUS IDENTIFICATION AND TREATMENT	Not possible practically	Always
ROOT END PREPARATION	Seldom within the canal	Always within the canal
ROOT END PREPARATION INSTRUMENT	Bur	Ultrasonic tips
SUTURES	4x0 silk	5x.6x0 monofilament
SUTURE REMOVAL	7 days post operative	2-3days post op
HEALING SUCCESS over 1 year	40-90%	85-96.3%
BONE LOSS	Greater loss of buccal plate and may cause lingual perforation.	No buccal plate loss and no lingual perforation
PERIODONTAL HEALTH	Greater danger of periodontal communication	No danger of periodontal communication

| APICAL PREPARATION | Frequent missing of apices | Easy identification of apices. |

QUADRO 9 - Diferenças importantes entre as cirurgias tradicionais e as microcirurgias

BIBLIOGRAFIA

1. Ananad S, Soujanya E, Raju A, Swathi A. Microcirurgia endodôntica: Uma visão geral. Medicina Dentária e Investigação Médica. 2015 Jul 1;3(2):31.

2. Kim S, Kratchman S. Conceitos e prática da cirurgia endodôntica moderna: uma revisão. Journal of Endodontics. 2006 Jul 1;32(7):601-23.

3. Kim S, Kratchman S, Guess G. Contemporary Endodontic Microsurgery Procedural Advancements and Treatment Planning Considerations. ENDODONTIA: Colegas para a Excelência. outono. 2010.

4. Ng YL, Mann V, Gulabivala K. Outcome of secondary root canal treatment-Systematic review of the literature. International Endodontic Journal. 2007 May;40(5):405-.

5. Torabinejad M, Corr R, Handysides R, Shabahang S. Outcomes of nonsurgical retreatment and endodontic surgery: a systematic review. Journal of endodontics. 2009 Jul 1;35(7):930-7.

6. Carr GB. Microscópios em endodontia. Jornal da Associação Dentária da Califórnia. 1992 Nov;20(11):55-61.

7. Dhingra S, Gundappa M, Bansal R, Agarwal A, Singh D, Sharma SA. Conceitos recentes em microcirurgia endodôntica: uma revisão. TMU J. Dent. 2014 Jul;1(3)

8. Carr GB. A Utilização do Microscópio Operatório em Endodontia. Dent Clin North Am. 2010 Abr;54(2):191-214.

9. Richard Rubinstein: A anatomia do microscópio cirúrgico e operatório e as posições de operação. Dent Clin North Am, 1997; 41(3): 391-413

10. Ampliação e iluminação em cirurgia apical. Richard Rubinstein Volume 11, Edição 1, julho de 2005 Páginas 56-77

11. Novas dimensões na microcirurgia endodôntica. Richard A. Rubinstein, agosto de 1996, Volume 22, Edição 8, Página 442.

12. Documento de posição do Comité Especial da AAE para o Desenvolvimento de um Microscópio. Declaração de posição da AAE. Utilização de microscópios e outras técnicas de ampliação. Jornal de endodontia. 2012 Ago;38(8):1153

13. Hegde R, Hegde V. Medicina dentária contemporânea com ampliação: Começar. Jornal de Odontologia Interdisciplinar. 2016 maio 1;6(2):91.

14. Baek S, Kim S. Microsurgical Instruments (Instrumentos Microcirúrgicos). Microcirurgia em Endodontia. 2017 Sep 15:9-23.

15. Kim S, Baek S. O microscópio e a endodontia. Dental Clinics. 2004 Jan 1;48(1):11-8.

16. Niemczyk SP. Fundamentos da microcirurgia endodôntica. Dental Clinics. 2010 Abr 1;54(2):375-99

17. Singh N, Jain A, Sinha N, Chauhan A, Rehman R. Aplicação da odontologia a quatro mãos na prática clínica: uma revisão. Int J Dent Med Res. 2014;1(1):8-13.

18. Khan A, Aziz H, Zaman H. Indicação para Endodontia Cirúrgica de acordo com as diretrizes NICE. Revista Dentária Internacional de Investigação para Estudantes. 2016;4(1):45-8.

19. Safi C, Karabucak B. Osteonecrose dos maxilares relacionada com medicamentos e microcirurgia endodôntica. Microcirurgia em Endodontia. 2017 Sep 15:25-9.

20. Eliyas S, Vere J, Ali Z, Harris I. Micro-surgical endodontics. British dental journal. 2014 Feb;216(4):169

21. Suebnukarn S, Rhienmora P, Haddawy P. A utilização de tomografia computorizada de feixe cónico e simulação de realidade virtual para a prática pré-cirúrgica em microcirurgia endodôntica. Revista internacional de endodontia. 2012 Jul;45(7):627-32.

22. Guess G, Al-Malki F, Kohli M, Karabucak B, Kratchman S. Tomografia Computorizada de Feixe Cónico. Microcirurgia em Endodontia. 2017 Sep 15:119-42.

23. Buckley JA, Ciancio SG, McMullen JA. Eficácia da concentração de epinefrina na anestesia local durante a cirurgia periodontal. Journal of periodontology. 1984 Nov;55(11):653-7.

24. Hargreaves KM, Khan A. Preparação cirúrgica: anestesia e hemostasia. Tópicos de Endodontia. 2005 Jul;11(1):32-55.

25. Rethnam-Haug S, Iofin A, Kim S. Anestesia e Hemostasia. Microcirurgia em Endodontia. 2017 Sep 15:39-48.

26. Gutmann JL. Parâmetros para obter anestesia e hemostasia de qualidade em endodontia cirúrgica. Anesth Pain Control Dent. 1993;2(4):223-6.

27. Kim S, Rethnam S. Hemostasis in endodontic microsurgery. Dental Clinics of North America. 1997 Jul;41(3):499-511

28. Floratos S, Kim S. Conceitos modernos de microcirurgia endodôntica: uma atualização clínica. Dental Clinics. 2017 Jan 1;61(1):81-91.

29. Lubow RM, Wayman BE, Cooley RL. Endodontic flap design: analysis and recommendations for current usage. Oral Surgery, Oral Medicine, Oral Pathology. 1984 Aug 1;58(2):207-12.

30. von Arx T, Salvi GE. Técnicas de incisão e desenhos de retalho para cirurgia apical na maxila anterior. Jornal Europeu de Dentisteria Estética. 2008 Jun 1;3(2).

31. Maggiore F, Setzer F. Flap Design in Endodontic Microsurgery. Microcirurgia em Endodontia. 2017 Sep 15:49-56.

32. Velvart P, Peters CI, Peters OA. Gestão de tecidos moles: desenho de retalho, incisão, elevação de tecido e retração de tecido. Endodontic Topics. 2005 Jul;11(1):78-97.

33. Maggiore F, Kohli M. Reposição e sutura do retalho. Microcirurgia em Endodontia. 2017 Sep 15:101-11.

34. Merino EM, Machtou P. Endodontic microsurgery. Londres: Quintessence; 2009 Mar.

35. Maggiore F, Kim S. Osteotomia. Microcirurgia em Endodontia. 2017 Sep 15:5765.

36. Kohli A. Livro-texto de endodontia. Jornal de Odontologia Conservadora. 2010 Jan 1;13(1):2.

37. Ye S, Zhao S, Wang W, Jiang Q, Yang X. Um novo método para microcirurgia periapical com o auxílio da tecnologia 3D: um relato de caso. BMC oral health. 2018 Dec;18(1):85.

38. Liu A, Xue GH, Sun M, Shao HF, Ma CY, Gao Q, Gou ZR, Yan SG, Liu YM,

He Y. Implantes cirúrgicos de impressão 3D na clínica: um estudo experimental sobre a reconstrução do ligamento cruzado anterior. Relatórios científicos. 2016 Feb 15;6:21704.

39. Giacomino CM, Ray JJ, Wealleans JA. Microcirurgia endodôntica direcionada: A Novel Approach to Anatomically Challenging Scenarios Using 3-dimensional- printed Guides and Trephine Burs-A Report of 3 Cases. Journal of endodontics. 2018 Apr 1;44(4):671-7.

40. Gilheany PA, Figdor D, Tyas MJ. Permeabilidade apical da dentina e microinfiltração associadas à ressecção da extremidade radicular e à obturação retrógrada. Journal of Endodontics. 1994 Jan 1;20(1):22-6.

41. von Arx T, Janner SF, Jensen SS, Bornstein MM. O ângulo de ressecção na cirurgia apical: uma avaliação CBCT. Investigações clínicas orais. 2016 Nov 1;20(8):2075-82.

42. Stropko JJ, Doyon GE, Gutmann JL. Tratamento da extremidade radicular: ressecção, preparo da cavidade e colocação de material. Endodontic Topics. 2005 Jul;11(1):131-51.

43. Floratos S, Al-Malki F, Kim S. Ressecção da extremidade da raiz. Microcirurgia em Endodontia. 2017 Sep 15:67-72.

44. Kacarska M. Avaliação clínica do bisel de ressecção da extremidade da raiz em cirurgia periapical. prilozi. 2017 Mar 1;38(1):113-8.

45. Hsu YY, Kim S. A superfície radicular ressecada. A questão dos istmos dos canais. Dental Clinics of North America. 1997 Jul;41(3):529-40.

46. Song M, Shin SJ, Kim E. Resultados da microcirurgia endodôntica: um estudo clínico prospetivo. Journal of endodontics. 2011 Mar 1;37(3):316-20.

47. Floratos S, Vera J, Al-Malki F, Kim S. Inspeção da superfície radicular ressecada: Importância do Istmo. Microcirurgia em Endodontia. 2017 Sep 15:73-82.

48. von Arx T, Steiner RG, Tay FR. Cirurgia apical: achados endoscópicos ao nível da ressecção de 168 raízes tratadas consecutivamente. Revista internacional de endodontia. 2011 Abr;44(4):290-302.

49. Weller RN, Niemczyk SP, Kim S. Incidência e posição do istmo do canal.

Parte 1. Raiz mesiovestibular do primeiro molar superior. Journal of Endodontics. 1995 Jul 1;21(7):380-3.

50. Fan B, Pan Y, Gao Y, Fang F, Wu Q, Gutmann JL. Análise morfológica tridimensional dos istmos nas raízes mesiais dos molares inferiores. Journal of endodontics. 2010 Nov 1;36(11):1866-9.

51. Kontakiotis EG, Palamidakis FD, Farmakis ET, Tzanetakis GN. Comparação dos métodos de deteção do istmo no terço apical das raízes mesiais dos primeiros molares superiores e inferiores: observação macroscópica versus microscópio operatório. Revista Brasileira de Odontologia. 2010;21(5):428-31.

52. Carr GB. Preparação ultra-sónica da extremidade radicular. Clínica Dentária da América do Norte. 1997 Jul;41(3):541-54.

53. von Arx T, Kurt B. Preparação da cavidade da extremidade da raiz após apicoectomia utilizando um novo tipo de retrotipagem sónica e diamantada: um estudo de acompanhamento de 1 ano. Jornal de cirurgia oral e maxilofacial. 1999 Jun 1;57(6):656-61.

54. Floratos S, Kim S. Preparação Ultrassónica da Extremidade da Raiz. Microcirurgia em Endodontia. 2017 Set 15:83-9.

55. Gagliani M, Taschieri S, Molinari R. Preparação ultra-sónica da extremidade radicular: influência do ângulo de corte no selamento apical. Journal of endodontics. 1998 Nov 1;24(11):726-30.

56. Rubinstein R. Ampliação e iluminação em cirurgia apical. Endodontic topics. 2005 Jul;11(1):56-77.

57. Rud J, Rud V, Munksgaard EC. Avaliação a longo prazo da obturação radicular retrógrada com resina composta ligada à dentina. Journal of Endodontics. 1996 Feb 1;22(2):90-3.

58. Torabinejad M, Parirokh M. Mineral trioxide aggregate: a comprehensive literature review-part II: leakage and biocompatibility investigations. Jornal de endodontia. 2010 Feb 1;36(2):190-202.

59. Baek SH, Lee WC, Setzer FC, Kim S. Regeneração óssea periapical após microcirurgia endodôntica com três materiais de obturação diferentes:

amálgama, SuperEBA e agregado de trióxido mineral. Journal of endodontics. 2010 Aug 1;36(8):1323-5.

60. Shin S, Chen I, Karabucak B, Baek S, Kim S. MTA e materiais de preenchimento de extremidades radiculares biocerâmicos. Microcirurgia em Endodontia. 2017 Sep 15:91-9.

61. Chen I, Karabucak B, Wang C, Wang HG, Koyama E, Kohli MR, Nah HD, Kim S. Cicatrização após microcirurgia da extremidade radicular utilizando agregado de trióxido mineral e um novo material biocerâmico à base de silicato de cálcio como materiais de preenchimento da extremidade radicular em cães. Journal of endodontics. 2015 Mar 1;41(3):389-99.

62. Shinbori N, Grama AM, Patel Y, Woodmansey K, He J. Resultado clínico da microcirurgia endodôntica que utiliza o material de reparação radicular EndoSequence BC como material de obturação da extremidade radicular. Jornal de endodontia. 2015 maio 1;41(5):607-12.

63. Li H, Zhai F, Zhang R, Hou B. Avaliação da microcirurgia com SuperEBA como material de preenchimento da extremidade radicular para o tratamento da doença endodôntica pós-tratamento: um estudo retrospetivo de 2 anos. Jornal de endodontia. 2014 Mar 1;40(3):345-50.

64. Al-Sabek F, Shostad S, Kirkwood KL. Fixação preferencial de fibroblastos gengivais humanos ao ionómero de resina Geristore. Journal of endodontics. 2005 Mar 1;31(3):205-8.

65. Martínez-Cortés M, Tinajero-Morales C, Rosales C, Uribe-Quero E. Avaliação da citotoxicidade de três cimentos de selamento endodôntico utilizados em cirurgia periapical. Estudo in vitro. Revista Odontológica Mexicana. 2017 Jan 20;21(1):40- 8.

66. Andreasen JO, Rud J. Modos de cicatrização histológica após cirurgia endodôntica em 70 casos. Int J Oral Surg 1972;1:148-160.

67. Lin LM, Rosenberg PA. Reparação e regeneração em endodontia. Int Endod J 2011;44:889-906

68. Dapkute I, Bandelac G, Safi C, Setzer F. Cicatrização de feridas periapicais. Microcirurgia em Endodontia. 2017 Sep 15:113-8

69. Andreasen JO, Rud J. Correlação entre histologia e radiografia na avaliação da cicatrização após cirurgia endodôntica. Int J Oral Surg 1972;1:161-173.

70. Low KM, Dula K, Bürgin W, von Arx T. Comparação da radiografia periapical e da tomografia de feixe cónico limitada em dentes maxilares posteriores encaminhados para cirurgia apical. Journal of Endodontics. 2008 maio 1;34(5):557-62.

71. Oberli K, BornsteinM, von Arx T. Cirurgia periapical e o seio maxilar: parâmetros radiográficos para o resultado clínico. Oral Surg OralMed Oral Pathol Oral Radiol Endod 2007;103:848-853.

72. Guess G, Kratchman S. Maxillary Posterior Surgery, the Sinus, and Managing Palatal Access. Microcirurgia em Endodontia. 2017 Sep 15:151-62.

73. Kasem R, Kratchman S, Kohli M. Reparação cirúrgica de perfurações radiculares. Microcirurgia em Endodontia. 2017 Sep 15:163-77.

74. Saidon J, He J, Zhu Q, Safavi K, Spangberg LS. Reacções celulares e tecidulares ao agregado de trióxido mineral e ao cimento Portland. Oral Med Oral Pathol Oral Radio Endod 2003;95:483-489

75. Sluyk SR, Moon PC, Hartwell GR. Avaliação das propriedades de fixação e das caraterísticas de retenção do agregado de trióxido mineral quando utilizado como material de reparação de perfurações de furca. J Endod 1998;24: 768-771.

76. Stashenko P, Teles R, D'Souza R. Respostas inflamatórias periapicais e sua modulação. Crit Rev Oral Biol Med 1998;9:498-521.

77. Weldon JK, PashleyDH, Loushine RJ, Weller RN, KimbrourgWF. Capacidade de selamento do agregado de trióxido mineral e do super-EBA quando utilizados como material de reparação de furca: um estudo longitudinal. J Endod 2002;26:467-470.

78. Li D, Kratchman S. Reimplantação intencional. Microcirurgia em Endodontia. 2017 Set 15:179-91.

79. Kingsbury BC,Weisenbaugh JM. Reimplante dentário de molares e pré-molares inferiores. J Am Dent Assoc 1971;83:1053-1057.

80. AbidWK. Resultados pós-cirúrgicos e prognóstico de dentes posteriores

inferiores replantados intencionalmente. Al-Rafidain Dent J 2010;10(2):332-340.

81. Kawanami M, Sugaya T, Gama H. Cicatrização periodontal após reimplantação de dentes intencionalmente rodados com superfícies radiculares saudáveis e desnudadas. Dental Trauma 2001;17:127-133.

82. Kim E, Song J-S, Jung I-Y, Lee S-J, Kim S. Estudo clínico prospetivo que avalia os resultados da microcirurgia endodôntica em casos com lesões de origem endodôntica em comparação com casos com lesões de origem combinada periodontal-endodôntica. J Endod 2008;34: 546-551.

83. Taschieri S, Del Fabbro M, Testori T,Weinstein R. Eficácia do enxerto ósseo xenogénico com regeneração tecidular guiada na gestão de defeitos ósseos após endodontia cirúrgica. J Oral Maxillofac Surg 2007;65:1121-1127.

84. Taschieri S, Del Fabbro M, Testori T, Saita M, Weinstein R. Estudo da eficácia da regeneração tecidular guiada no tratamento de lesões de passagem. Int J Periodontics Restorative Dent 2008;28:265-271.

85. Tsesis I, Rosen E, Tamse A, Taschieri S, Del FabbroM. Efeito da regeneração tecidual guiada no resultado do tratamento endodôntico cirúrgico: uma revisão sistemática e meta-análise. J Endod 2011;37:1039- 1045.

86. Villar C, Cochran D. Regeneração dos tecidos periodontais: regeneração tecidular guiada. Dental Clinics of North America 2010;54(1):73-92.

87. Setzer F, Kim S. Implantes versus Microcirurgia Endodôntica. Microcirurgia em Endodontia. 2017 Sep 15:205-11.

88. Levin L, Halperin-Sternfeld M. Preservação de dentes ou colocação de implantes: uma revisão sistemática das taxas de sobrevivência de dentes e implantes a longo prazo. J Am Dent Assoc 2013;144:1119-1133

89. Lindhe J, Pacey L. "Há uma utilização excessiva de implantes no mundo e uma subutilização dos dentes como alvos de tratamento." Br Dent J 2014;217:396-397.

90. Molven O, Halse A, Grung B. Estratégia do observador e a classificação radiográfica da cicatrização após cirurgia endodôntica. Int J Oral Maxillofac Surg 1987;16:432- 439.

91. Rud J, Andreasen JO, Jensen JE. Critérios radiográficos para a avaliação da cicatrização após cirurgia endodôntica. Int J Oral Surg 1972;1:195-214.

92. Setzer FC, Kim S. Comparação da sobrevivência a longo prazo de implantes e dentes tratados endodonticamente. J Dent Res 2014;93:19-26.

93. Torabinejad M, Landaez M, Milan M, Sun CX, Henkin J, Al-Ardah A, Kattadiyil M, Bahjri K, Dehom S, Cortez E, White SN. Retenção de dentes através de microcirurgia endodôntica ou substituição de dentes utilizando implantes unitários: uma revisão sistemática dos resultados do tratamento. Journal of endodontics. 2015 Jan 1;41(1):1-0.

94. Song M, Chung W, Lee SJ, Kim E. Resultado a longo prazo dos casos classificados como sucessos com base no acompanhamento a curto prazo em microcirurgia endodôntica. Journal of endodontics. 2012 Sep 1;38(9):1192-6.

95. Song M, Jung IY, Lee SJ, Lee CY, Kim E. Factores de prognóstico para resultados clínicos em microcirurgia endodôntica: um estudo retrospetivo. Journal of endodontics. 2011 Jul 1;37(7):927-33.

96. Kim E, Song JS, Jung IY, Lee SJ, Kim S. Estudo clínico prospetivo que avalia os resultados da microcirurgia endodôntica em casos com lesões de origem endodôntica em comparação com casos com lesões de origem periodontal-endodôntica combinada. Journal of Endodontics. 2008 May 1;34(5):546-51.

97. Setzer FC, Shah SB, Kohli MR, Karabucak B, Kim S. Outcome of endodontic surgery: a meta-analysis of the literature-part 1: comparison of traditional rootend surgery and endodontic microsurgery. Journal of endodontics. 2010 Nov 1;36(11):1757-65.

98. Setzer FC, Kohli MR, Shah SB, Karabucak B, Kim S. Outcome of endodontic surgery: a meta-analysis of the literature-part 2: comparison of endodontic microsurgical techniques with and without the use of higher magnification. Journal of endodontics. 2012 Jan 1;38(1):1-0.

99. von Arx T, Penarrocha M, Jensen S. Factores de prognóstico na cirurgia apical com obturação radicular: uma meta-análise. Journal of endodontics. 2010 Jun 1;36(6):957- 73.

100. Molven O, Halse A, Grung B. A estratégia do observador e a classificação radiográfica da cicatrização após a cirurgia endodôntica. Revista internacional de cirurgia oral e maxilofacial. 1987 Aug 1;16(4):432-9.

101. Molven O, Halse A, Grung B. Cicatrização incompleta (tecido cicatricial) após cirurgia periapical - achados radiográficos 8 a 12 anos após o tratamento. Journal of endodontics. 1996 maio 1;22(5):264-8.

102. Fabbro MD, Taschieri S, Testori T, Francetti L, Weinstein RL, ABBOTT PP. Re-tratamento endodôntico cirúrgico versus não cirúrgico para lesões perirradiculares. Australian Dental Journal. 2007 Dec;52(4):340-1.

103. Von Arx T, Janner SF, Hanni S, Bornstein MM. Avaliação de novos critérios de tomografia computorizada de feixe cónico para avaliação da cicatrização radiográfica após cirurgia apical: avaliação da repetibilidade e reprodutibilidade. Journal of endodontics. 2016 Feb 1;42(2):236-42.

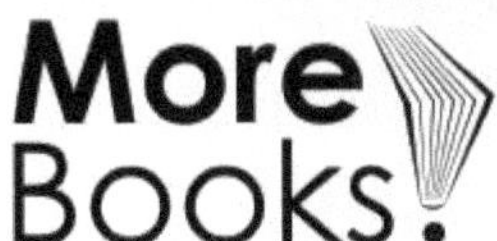

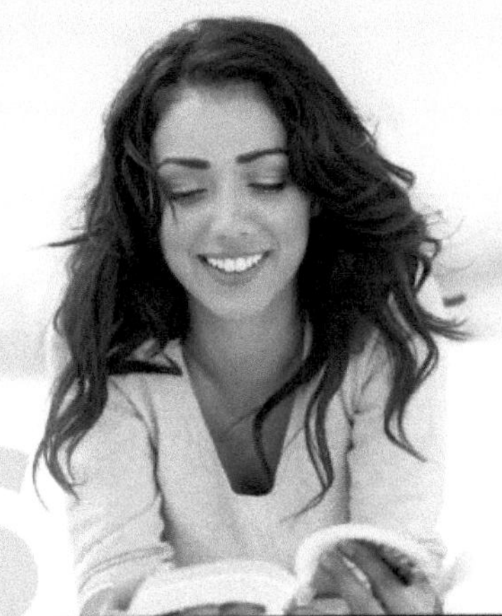

yes
I want morebooks!

Buy your books fast and straightforward online - at one of world's fastest growing online book stores! Environmentally sound due to Print-on-Demand technologies.

Buy your books online at
www.morebooks.shop

Compre os seus livros mais rápido e diretamente na internet, em uma das livrarias on-line com o maior crescimento no mundo! Produção que protege o meio ambiente através das tecnologias de impressão sob demanda.

Compre os seus livros on-line em
www.morebooks.shop

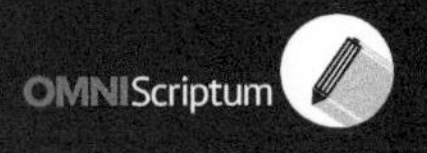

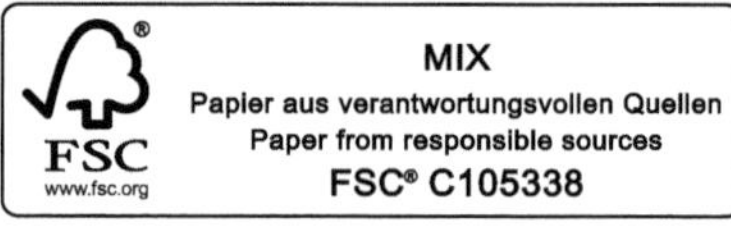

Printed by Books on Demand GmbH, Norderstedt / Germany